## 她健康
### NERhealth

# 女性常见病百问百答

孙爱军　李晓冬　主编

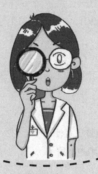

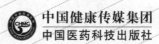

中国健康传媒集团
中国医药科技出版社

## 内 容 提 要

本书以妇科常见病、多发病为切入点，全面、通俗地介绍了这些疾病的预防与保健方法，以及出现异常情况时的应对措施，包括月经问题的调理方案、慢性炎症的治疗方法、肿瘤的早期发现与治疗以及近年来呈上升趋势的子宫内膜异位症、卵巢早衰、不孕不育等内容。本书科学性强，形式生动、有趣，语言通俗易懂，希望能够为广大女性的健康提供帮助和指导。

**图书在版编目（CIP）数据**

她健康：女性常见病百问百答 / 孙爱军，李晓冬主编 . —北京：中国医药科技出版社，2018.12

ISBN 978-7-5214-0527-9

Ⅰ . ①她… Ⅱ . ①孙… ②李… Ⅲ . ①妇科病—常见病—防治—问题解答 Ⅳ . ① R711–44

中国版本图书馆 CIP 数据核字（2018）第 247412 号

**美术编辑** 陈君杞

**版式设计** 锋尚设计

出版 中国健康传媒集团 | 中国医药科技出版社

地址 北京市海淀区文慧园北路甲 22 号

邮编 100082

电话 发行：010–62227427 邮购：010–62236938

网址 www.cmstp.com

规格 710×1000mm $^1/_{16}$

印张 13¾

字数 239 千字

版次 2018 年 12 月第 1 版

印次 2020 年 5 月第 4 次印刷

印刷 三河市国英印务有限公司

经销 全国各地新华书店

书号 ISBN 978-7-5214-0527-9

**定价 49.00 元**

# 编委会

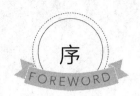

## 序
### FOREWORD

由北京协和医院孙爱军教授、河北医科大学第二医院李晓冬教授领衔主编的《她健康：女性常见病百问百答》一书经过作者近一年来的辛勤工作终于与读者见面了。

本书聚焦"她健康"也就是"女性健康"全生命周期将遇到的生理病理诸多问题，用一问一答的新颖互动形式，深入浅出、通俗易懂地回答了广大女性对健康关切的问题。

本书将临床实践与预防保健知识紧密结合，告诉读者在治疗疾病的同时，更应重视预防和保健，将呵护健康的关口前移，以预防为主，以保健为主，这才是健康的真谛。

本书既是提高广大女性自我健康保健知识的科普宝典，也是促进基层妇幼保健工作者能力提升的业务良师。

希望我们有更多优秀的医疗卫生专家像本书作者这样投入到普及全民健康知识、提高全民健康素养这项伟大的事业中去，为妇幼健康、为健康中国贡献一份力量！

中国妇幼保健协会　　于小千
常务副会长兼秘书长
2018 年 12 月

　　每天，总有看不完的门诊，总有做不完的手术。作为一名妇产科医生，工作中面对一个个被病痛折磨的女性，感同身受，心疼至极。其实，这些疾病中，除了一些确实超出了目前的医疗水平外，大多数是可以通过治疗有效缓解的，更有相当一部分疾病是可以通过改变不良习惯、日常加强注意就能够避免发生的。

　　每月，医院体检部门都会接待不同单位给职工安排的健康体检，您是不是把所有的项目都完成了呢？有没有因为种种原因，放弃了检查呢？据临床调查，有一部分女性从心理上排斥妇科检查，纵使医生苦口婆心，纵使明知检查十分重要，但，不愿意！就是不愿意！任性地将健康挡在了门外。真是不知者无畏啊！可傲娇的你知道吗，据临床统计，每年都会有宫颈癌前病变的检出，甚至是宫颈癌的检出。一项漏掉的妇科检查可能就会漏掉一颗疾病炸弹，后患无穷；一次疏忽大意或者任性的拒绝，可能后悔终生。"未雨绸缪早当先，居安思危谋长远"，树立健康意识，学习基本妇科知识，对疾病就能做到防患于未然，从而避免承受更大的病痛折磨。

　　每年，全国各省市各大医院都会通过多种形式对大众进行科普宣教。全国 70 多家医院，90 多名医生把临床工作中发现的女性最关心和涉及最多的问题进行了汇总和解答，形成了这本《她健康——女性常见病百问百答》。百问只是约数，书中涉及的常见问题不止 100 个，每个大问题下还有若干小问题，内容从青春期一直延续到更年期，从羞于启齿的"大姨妈"、避孕、怀孕问题到普遍关心的孕产保健问题，小到日常的卫生清洗，大到肿瘤、癌症等相关知识都做了详尽的解答。可以肯定地说，女性日常生活的健康困惑都可以在这里找到答案。

　　百人百问，百问百答。如果某一天，您的疑问没有在书中得到解答，欢迎联系我们，您的问题不仅会得到专家的详细解答，也会充实到以后的书中，丰盈内容，饱满知识，让更多的女性朋友受益。

　　女性朋友们，你来问，我来答！

孙爱军

2018 年 9 月

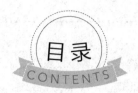

目录

CONTENTS

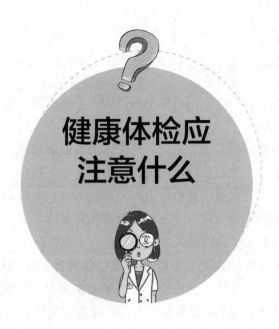

# 健康体检应注意什么

俗话说：病来如山倒，病去如抽丝。为什么呢？因为疾病的大山不是一朝一夕能够形成的，在我们的日常生活中，不良的生活习惯给了疾病可乘之机，就在不知不觉中影响着我们的身体。这座疾病的"小土坡"在日益增长时我们却毫无发现，等到它长成大山，我们的身体承受不住时，再去治疗就如俗话说得那样了。那如何在疾病形成的"小土坡"时期发现并铲除它呢？那就是体检。体检就是对我们身体状况的检查，看看有没有疾病的萌芽，发现它并铲除它，避免大麻烦的出现。那么，体检应该注意些什么呢？

## 体检前可以喝水吗？可以吃药吗？

体检前3天内保持正常的饮食，不吃过于油腻、高蛋白食物，不要饮酒，晚上应早点休息。如果有抽血的检查项目或者腹部超声检查，那就需要禁食至少8个小时，否则会影响血糖、血脂、肝功能的检查结果，也会影响肝胆超声的检查结果。如果平时服用的药物不能停，那可以用一小口清水送服药物，体检时要告知医生。

## 妇科体检前注意什么？

妇科检查要避开月经期，体检前3天不要进行阴道的冲洗和上药，24小时禁止性生活，否则会影响分泌物检测报告和宫颈筛查报告。

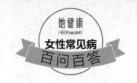
## 妇科超声可以替代妇科检查吗?

带着疑问我们首先介绍一下妇科体检的目的：早期发现女性生殖系统疾病，尽早采取措施，预防癌症。

妇科检查可以直观发现宫颈、阴道的病变，是不能用超声代替的，因为超声发现不了阴道内的小病变。有一位反复阴道出血的患者做了超声未发现什么异常就自认为自己是没事的，待到出血不止再检查时发现已为宫颈癌晚期，已经失去了手术的机会。宫颈癌早期病变完全可以通过妇科检查和宫颈筛查来发现，像上面这位女性因为拒绝妇科检查失去了治疗时机，多可惜。

B超主要检查盆腔内的情况，是否有器质性的病变，比如长肿瘤等。但对外阴、阴道的情况及宫颈的样子、光滑度、大小等无能为力，如宫颈口是否有息肉，宫颈是否糜烂等，都无法通过B超反映出来，只能靠妇科检查才能发现。而且宫颈癌筛查项目TCT及HPV的取样，超声也无法完成。因此，在妇科疾病的诊断中，B超与妇科检查不能互相代替，有时两种检查都要做。因此，建议妇科检查尽管"床"难上，但还是有必要"勉为其难"的。

## 憋尿还是排尿?

有的人对体检中排尿与憋尿总是记不清，了解了这个尿在体检中的作用大家就会记住了。

超声波是不容易穿透气体的，遇到气体后就会折返，导致气体后方的情况探测不到，女性的生殖系统是在盆腔内，周围有肠管和膀胱，肠管内是有气体的，通过腹部做超声检查子宫情况时如果肠管在子宫前方，那就检查不到子宫了，膀胱在子宫的前方，这时候我们可以憋住尿让增大的膀胱把肠管推开，这样就可以了，这就是憋尿的作用。

如果要检查的是经阴道的腔内超声，那就不用憋尿了。还有就是妇科检查时医生要触诊子宫情况，这时候不能憋尿，否则增大的膀胱会影响医生的检查。

## 已经怀孕或者可能怀孕的妇女体检时应注意什么?

已经怀孕或者可能怀孕的妇女在体检时要了解体检项目，看有没有影响宝宝的检查和可能造成流产的检查，要避免这些检查，比如X线检查，如果孕前检查没有问题，孕期就不要做了。

## 体检报告一切正常是不是就可以放松警惕了？

体检报告结果一切正常，那恭喜您，说明您的生活方式和身体处于良好的状态，要继续保持，但要记住一次的结果正常不能代表以后的都正常，保持良好的生活方式并定期体检应列为您一生的计划。

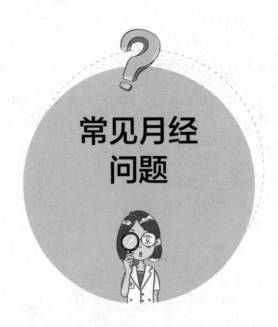

# 常见月经问题

## 月经血是排毒吗?

很多人都有"月经可以排毒"这一根深蒂固的错误想法。认为"月经多了,毒就可以排掉了",迟迟不肯就医,甚至出现了很严重的贫血。

### 月经是什么? 月经血由哪些成分组成? 究竟是不是排毒呢?

关于月经,有一个通俗的说法,就是每月必经。而专业的说法应该是:伴随卵巢周期性改变而出现的子宫内膜周期性脱落及出血。

它的组成是:血液、子宫内膜碎片、宫颈黏液和脱落的阴道上皮细胞,另外还有前列腺素和纤维蛋白溶酶。

上述的这些组成中,血液、子宫内膜、阴道上皮细胞,显然都不是毒;宫颈黏液对防止阴道内细菌进入子宫内有保护作用,也不是毒;至于前列腺素、纤维蛋白溶酶,在正常人体内,本身就大量存在,也不是毒。所以,月经血中根本没有所谓的"毒",月经又怎么会排毒呢!

### 既然月经不是为了排毒,那为什么要来月经呢?

规律的月经是女性生殖功能成熟的标志,女性的内生殖器官由卵巢、子宫、输卵管构成。卵巢的主要功能是产生卵子和合成卵巢激素,子宫是生育器官,是孕育宝宝的地方，卵巢每月排卵一次，排卵后，由于雌激素和孕激素的共同作用，子宫内膜增厚，如果此时排出的卵子受精了，则受精卵经输卵管运送到子宫内发育，称为妊娠，如果卵子没有受精，在排卵后14天左右，卵巢的黄体萎缩，停止分泌雌激素和孕激素，此时子宫内膜中的血管收缩，内膜坏死而脱落，引起出血，就形成了月经，可以说它每个月都在为受精卵着床做准备（除了青春期前、绝经后、孕期），但不可能每个月都怀孕，所以每个月成熟的子宫内膜就"瓜熟蒂落"一次，从而就形成了月经。

### 什么是月经过多呢？

月经周期正常为21~35天，平均28天，每次月经持续时间为经期，正常为2~8天，平均4~6天。经量为一次月经的总失血量，正常月经量为20~60ml，超过80ml为月经过多。如果用卫生巾或者卫生棉的量来评估，每1~2个小时就湿透一片大的卫生巾或卫生棉，就说明月经量偏多。当然也可以和自己过去的月经量做一个对比，如果再合并有血红蛋白的降低，或者乏力、耳鸣等贫血的表现，更可以说明月经量过多，需要寻求医生的帮助。

### 月经过多可由哪些原因引起？

可以说月经过多都是由疾病引起的。

（1）全身性凝血功能的问题，如血小板降低或者凝血酶异常，或者是在口服一些抗凝药物，如阿司匹林。

（2）子宫的问题，常见的是子宫肌瘤，尤其是黏膜下的肌瘤。此外，子宫肌腺症、内膜息肉、内膜增生等子宫的疾病也可以导致月经过多。

（3）宫内节育环也可能是一个导致月经量增多的局部因素。

（4）一次尚未发现的流产也是导致月经过多的一个原因。

（5）存在着甲状腺功能减退（甲减）也可能是导致月经量增多的一个原因。

（6）卵巢功能性的问题也会导致月经过多，如青春期、绝经过渡期无排卵功能失调性子宫出血。

（7）还有些月经过多原因不明，可能与子宫内膜局部异常有关。

### 月经过多如何治疗？

（1）去除病因的治疗，譬如因为黏膜下子宫肌瘤导致的月经过多，通常是需要将肌瘤切除来达到治疗的目的；如果怀疑是宫内节育环导致的月经过多，一般是需要先尝试将宫内节育环取掉；如果是甲状腺功能减低或者凝血功能的问题，则需要治疗这些全身性的疾病。

（2）对于功能性的问题，一般可以通过调节激素来减少月经量，如服用口服短效避孕药、孕激素制剂等。

（3）月经期可服用抗纤溶的药物以减少出血量。

（4）合并贫血的患者需要进行补充铁剂的治疗。

（5）子宫内放置缓慢释放孕激素的避孕环（曼月乐）也可以有效地减少出血量。

（6）药物治疗无效或不能耐受药物治疗者，可以通过宫腔镜下的手术切除导致月经过多的子宫内膜；最近新的治疗方案也包括子宫内膜微波治疗（诺舒），优点是快速（90秒）、微创；子宫动脉栓塞术也是较为微创的方法，通过将子宫的血管堵住减少血流，起到降低血量的作用。但是任何保留子宫的方式都有可能因为导致月经过多的病因没有得到去除而失败。而且这些方法也不合适那些有生育要求的患者。

总而言之，月经过多首先需要找病因，然后再根据年龄、生育要求、既往治疗的情况综合考虑，个体化选择一个治疗方案。

# 月经期怎样护理？

月经期间，经血自子宫颈口排出，子宫颈口微微张开，加上月经期盆腔的充血状态致使生殖器官局部防御功能下降，如不注意卫生，细菌很容易侵入生殖器官，造成盆腔炎，严重者会影响日常生活及生育能力，所以，月经期间要学会照顾自己。那么，我们应该怎么做呢？

## 1. 要保持外阴部的清洁卫生

每天坚持用清水清洗外阴部，严禁盆浴及性生活。月经期间女性更容易感染疾病，这是因为阴道环境大部分时候都是弱酸性的，能够很好地维持阴道内酸碱平衡，但在月经到来前后，阴道内的酸碱度会发生变化，pH值会从4.5过渡到6.0左右，为一些条件致病菌创造了有利的生长环境。所以，月经期间必须好好注意卫生。

### 2. 要注意经期用品的卫生

月经期间，要注意选择有质量保证的卫生巾，并养成勤换卫生巾的习惯。在使用卫生巾时如发现有瘙痒或红肿等过敏症状应立即停止使用，停用后一般情况下皮肤可恢复正常。

### 3. 保持乐观和稳定的情绪，适当控制运动量

在月经期间，往往会因为身体的某些不适，导致情绪不稳定，易怒或抑郁，而情绪波动反过来又会影响月经。所以要保持心情舒畅，自我调节情绪，以减轻月经期的不适感觉。

月经期要注意休息，保证充足的睡眠，以增加体力。避免剧烈的体育运动和重体力劳动，可以参加一些轻松的运动，如散步等。

# 女孩 8 岁就来了月经，正常吗？

邻居家的小女孩才8岁，就出现了月经，这正常吗？

月经是生殖系统成熟的标志，一般认为，女孩在8岁前出现乳房增大、阴毛、腋毛等第二性征的一种或一种以上表现，或者月经初潮在10岁之前者，均属于性早熟。那邻居家的小女孩8岁就出现月经，显然属于性早熟了。

## 性早熟会给孩子的生活和学习带来一定的危害

首先，很多性早熟的原因不太明确，但有些性早熟是由于孩子体内出现了能分泌性激素的肿瘤，有的肿瘤不大，但它分泌的性激素的量比较大，可以引起孩子生殖器官发育，而出现性早熟，所以出现性早熟症状时一定要及时看医生，及早进行诊治。

其次，性早熟儿童受体内性激素影响，体格增长过早、过快，会比同龄的孩子个子高，但骨骺融合提前，生长期缩短，在其他正常孩子还处在生长期时，她的生长反而停止了，致使最终的成人身高低于按正常青春期发育的同龄人的身高。

再者，性早熟儿童虽性征发育提前，但心理、智力发育水平仍为实际年龄水平，过早的性征出现和生殖器官发育会导致未成熟孩子的心理障碍，也会给生活带来诸多不便，严重者甚至影响孩子学习。

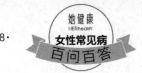

如果您家有千金，那您在孩子的生长期要注意孩子乳房的发育时间，如果有提前发育的情况一定要及时就诊。

## 子宫肌瘤会影响月经吗？

有的人认为月经很正常就不会长子宫肌瘤，还有的人认为长了子宫肌瘤就一定会月经量多，这两种想法是正确的吗？下面咱们就来看看子宫肌瘤是怎么影响月经的吧。

我们可以把子宫比作一间屋子，月经来自屋子里面，是由于屋内墙壁上的一层东西定期脱落所致，月经的多少受很多因素的影响，其中一个因素就是屋子内墙壁的面积大小。子宫肌瘤可以长在这个屋子里，可以长在墙壁内，可以挂在墙壁外，子宫肌瘤可以大到像一个大苹果，也可以小到像一粒小黄豆，无论它长在哪里或者长了几个，只要它使屋内墙壁的面积增大了，那就会有月经的改变；但如果比较小的肌瘤长在了墙壁外，那对月经就没什么影响了。所以，月经正常也需要定期妇科体检。

有的人认为所有的子宫肌瘤，绝经后都可以自己消失，临近绝经的妇女不需要治疗子宫肌瘤。医生的回答可不是这样的，因为肌瘤也分大小，也分生长的位置，我们不能一概而论，比如大于3cm的子宫肌瘤，就不容易自行消失，还有黏膜下子宫肌瘤，就是长在屋子里面的那种肌瘤，就会影响月经，导致月经异常如经量增多、经期延长等，甚至可能导致失血性贫血，无论您年龄大小，都需要及时就诊。绝经后也要监测子宫肌瘤的生长，如果持续长大，则需要尽快检查看是否为子宫肌瘤恶变。

## 体重变化与月经有关吗？

胖丽丽最近谈恋爱了，女为悦己者容，小丽开始在减肥了，她很有毅力，不但节食，而且还大量运动，效果还真好，仅半年时间，丽丽就像变了个人似的，体重减了30多斤，但是她一点开心的样子也没有，原来她以往正常的月经现在已经3个多月不来了，医生的诊断是"闭经"，怎么减肥还减成闭经了呢？医生说是因为丽丽的节食和体重变化影响了月经周期。

## 为什么节食会引起闭经？

人的大脑内在下丘脑部位存在着摄食中枢和饱感中枢。下丘脑还有一个重要功能，就是分泌促黄体生成素释放激素。促黄体生成素释放激素能刺激脑垂体分泌黄体生成素和卵泡刺激素，后两种激素可刺激卵巢发育，对月经来潮、卵子的生成意义重大。这个系统称为下丘脑—垂体—性腺轴。这个轴会受到大脑皮层的调控。当人发生厌食或主观上节食时，大脑皮层就会发生功能紊乱，严重者就会影响下丘脑—脑垂体—性腺轴功能，黄体生成素和卵泡刺激素分泌不足，卵巢分泌的雌激素和孕激素也减少，结果就会发生闭经。

丽丽就是因为长期的节食影响了下丘脑—垂体—性腺轴功能，从而导致了闭经，在治疗这种闭经时，首要条件就是恢复饮食，恢复体重，否则再吃药也是无济于事。

## 为什么过瘦会导致闭经？

身体内脂肪组织的量，可以直接影响体内控制月经周期的内分泌调节，女性的乳房、腹部、大网膜和长骨骨髓中的脂肪组织，可使雄激素变成雌激素，脂肪组织是雌激素的一个重要的性腺外来源。当身体内的脂肪组织达到体重的17%时，才出现月经初潮；当脂肪组织增加到体重的22%时，才能维持正常规律的月经。当体重低于标准体重的5%~10%时，月经周期即可发生变化并影响生育；低于标准体重的15%时，则由于雌激素不能正常释放而可能发生闭经。所以一般中度胖的女孩比瘦女孩的月经初潮要早，而营养不良会使月经初潮推迟，体重低于临界体重的厌食女孩，常常会闭经。丽丽减掉了过多的脂肪，当然也就影响了她的月经。

## 为什么饮食恢复了一段时间，体重也上涨了，月经还是没有来？

有些长时间过分节食的女孩即使恢复食欲，体重上升后还是会闭经一两年时间，这是因为长期饥饿使脑垂体功能损伤后，一时不能恢复正常的分泌功能所致。所以在恢复饮食及体重的同时，药物治疗还是有必要的，以免生殖器官因长期闭经而萎缩，使恢复更加困难。

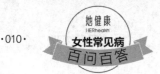

### 还有哪些因素会影响月经周期吗？

（1）精神疾病或过度紧张：严重精神疾患或过度恐惧、忧郁等。

（2）剧烈运动：剧烈运动（如芭蕾舞演员、马拉松运动员等），剧烈运动停止即可恢复；运动还可引起体重降低、耗氧量增加和脂肪/肌肉比值降低。

（3）药物性因素：长期服用氯丙嗪、避孕药等药物，但停药后可自行恢复。

## 月经量少需要治吗？

我们常常会因为月经量多而紧张，怕自己是不是生什么毛病了，更怕贫血导致气色不好，影响花容月貌，这是可以理解的。但是，也会有女性朋友担心自己月经量少，认为自己体内的毒素不能随着月经血排出，急着找医生希望让自己的月经量多一些，再多一些。

### 月经量多是一定要治的，月经量少是不是也一定要治呢？

如果平时月经量一直这么少，也不影响怀孕生孩子，那么这种月经量少是不需要治的。如果是突然出现月经量减少，是要引起重视的。首先，我们要先排除怀孕。有些女性以为是月经来了，其实是怀孕以后的少量出血症状。其次，检查排卵是否正常。如果排卵正常，月经量少无须过多干预，如果排卵不正常，必须得详细检查并治疗，因为持续的无排卵会导致子宫内膜增生，表面上月经来了，但是子宫内膜并没有得到完全剥脱，很可能在连续数月月经量少以后出现一次月经过多甚至是大出血，因此，建议积极对待无排卵型月经过少。

### 无排卵型月经过少有哪些原因呢？

病史询问很关键，有些可能与服药史有关，比如口服避孕药会抑制排卵而出现月经过少，这种情况不需要特殊处理。口服抗精神病类药物可能会引起泌乳素升高导致排卵障碍，让患者停抗精神病类药物不太现实，这种情况下只需要用孕激素保护好患者的子宫内膜即可。还有些可能是由于其他内分泌激素的分泌异常而导致月经过少，常见的疾病有甲状腺功能减退、多囊卵巢综合征、库欣综合征、糖尿病、胰岛素抵抗等。

在这里，还有一种特殊情况是需要说明的，那就是排卵正常但出现月经量少，目前临床上碰到的并不少见，原因是与近期有过宫腔操作比如人工流产、上环、取环等有关，宫腔操作时子宫内膜基底层受到了不同程度的损伤，子宫内膜就会无法定期生长，那么剥脱出血时就会量少了，内膜损伤严重者会出现宫腔粘连，此时月经量就会少到几乎不来的地步。这种内膜损伤导致的月经少，我们要不要治呢？对于已经完成生育任务并且没有再次生育计划的人来说，我们建议不需要特殊处理；对于有生育要求的人来说，我们建议做宫腔镜检查，如果发现宫腔粘连严重还需要进一步做粘连电切手术，以及用雌激素促进内膜生长才能帮助患者恢复月经并且成功怀孕。

因此，并非所有月经少都需要治疗。月经少需要先查明少的原因，然后由临床医生判断是否需要治疗。

## 避孕药与月经那些事，你知道多少？

正常女性的月经来潮是子宫内膜在雌、孕激素作用下周期性剥脱的一个生理过程。打个比方，子宫内膜就像一片草地，中间间隔着管道用以灌溉。雌激素就像是肥料一样促进子宫内膜生长，排卵后，孕激素刺激着管道里的水流，在水（孕激素）的作用下，草地（子宫内膜）继续保持着肥沃的状态。当水流慢慢地退去（孕激素撤退），草地失去水的滋润，草就会发生枯萎、脱落，这就导致月经的来潮。旧的去了，新的草在卵巢不断施肥（雌激素）下又会重新生长，这是月经周期性改变的生理基础。

避孕药由雌、孕激素组成，即一片避孕药里面包含着雌激素与孕激素。生理性孕激素的产生依赖于成熟的卵泡发生排卵，而避孕药通过外源性给予雌、孕激素使得排卵受到抑制，这些是避孕药避孕的基础；既然没有排卵，就算精子再多也不存在妊娠的可能。（可怜的精子就这样傻傻地往前冲，到头的时候发现，原来根本没有卵子在等他，简单地说就是白跑了……）

历史总是在不断地发展，口服避孕药也在不断地进步。但其实是换"汤"不换"药"，只是避孕药中所含的雌、孕激素的种类改变了，而且"药"的量也越来越少了，主要目的就是减轻副作用。避孕药的成分还是由雌激素与孕激素构成，不同避

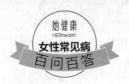
孕药之间的差别主要在于孕激素的成分不一样，不同成分的孕激素具有不同的生物活性。

现在避孕药可不仅仅用于避孕，它在治疗月经紊乱和止血方面用途也很大。在口服避孕药期间，子宫内膜会受到稳定的外源性雌孕激素的作用，也会发生周期性脱落，产生规律的月经，而且月经量较之前减少。对于无怀孕要求的40岁以下月经紊乱或者月经量大的患者是一个不错的选择。

# 很久才来一次月经，出什么问题了？

大姨妈来了不走，女人烦恼！大姨妈推迟了不来，女人焦虑！为什么脸上长了痘痘？多毛、肥胖、不孕，还有糖尿病……这都是月经惹的祸？下面就让我们谈谈倍受女性朋友困扰的多囊卵巢综合征！

## 什么是多囊卵巢综合征？

多囊卵巢综合征是青春期及育龄期女性最常见的妇科内分泌疾病，是一种生殖功能障碍与糖代谢异常并存的内分泌紊乱综合征。育龄妇女发病率为5%~21%，占无排卵不孕的30%~60%。

## 多囊卵巢综合征对女性身体健康有什么危害？

### 1. 近期危害

月经失调（闭经、月经稀发或子宫不规则出血）、多毛痤疮、肥胖、不孕和胰岛素抵抗。

### 2. 远期危害

糖尿病、高血压、冠心病、子宫内膜癌、乳腺癌，妊娠后可能发生妊娠期糖尿病及妊娠期高血压疾病。

所以它是影响女性一生健康的疾病，需要多学科协作治疗。

## 如何诊断多囊卵巢综合征？

多囊卵巢综合征的诊断属于排除性诊断，目前多采用2003年的鹿特丹标准。

（1）稀发排卵或无排卵。

（2）高雄激素的临床表现和（或）高雄激素血症。

（3）卵巢多囊改变：超声提示一侧或双侧卵巢直径2~9mm的卵泡≥12个和（或）卵巢体积≥10ml。

3项中符合2项，并排除其他高雄激素病因，如先天性肾上腺皮质增生、库欣综合征和分泌雄激素的肿瘤即可诊断。

## 多囊卵巢综合征的病因是什么？

多囊卵巢综合征的确切病因尚不清楚，目前认为可能是某些遗传基因与环境因素相互作用所致。

### 1. 遗传因素

多囊卵巢综合征有家族聚集现象，被推测为一种多基因病，候选基因有胰岛素相关基因，高性激素相关基因和慢性炎症因子等。

### 2. 药物和环境因素

宫内高雄激素、抗癫痫药物、地域、营养和生活方式等。

## 多囊卵巢综合征的特点是什么？

### 1. 异质性

不同患者临床表现不同，化验辅助检查也不同。例如70%的多囊卵巢综合征患者有卵巢多囊样改变，而多囊卵巢在月经正常的妇女中占5%~23%，也就是说卵巢多囊样改变并不等于多囊卵巢综合征。

### 2. 不可治愈性

多囊卵巢综合征是一种终身疾病，一旦确诊，需长期用药控制与管理。

### 3. 进行性、发展性疾病

多囊卵巢综合征患者如果不去积极地治疗与管理，病情进展，可能会发生糖代谢异常导致糖尿病；脂代谢异常导致心血管疾病；长期的雌激素刺激导致子宫内膜癌和乳腺癌。

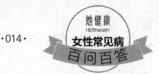

## 多囊卵巢综合征有哪些临床表现?

### 1. 月经失调

闭经、月经稀发或子宫不规则出血。①闭经：正常月经建立后月经停止6个月或按自身原有月经周期计算停止3个周期以上。②月经稀发：月经周期≥35天。③子宫不规则出血：月经周期不规则，经期延长或经量增多。

### 2. 不孕

育龄期妇女因为无排卵而导致不孕。

### 3. 多毛、痤疮

是高雄激素血症的最常见表现，多毛以性毛为主，主要在上唇、下颌、乳周、脐下、耻骨上及大腿根部，眉毛、睫毛及头发的生长与雄激素无关。痤疮是一种慢性毛囊皮脂腺炎症，为雄激素刺激皮脂腺分泌过盛导致皮脂中游离脂肪酸过高，亚油酸过低，痤疮丙酸菌感染，好发于面部、前胸和后背。

### 4. 肥胖

肥胖并不是多囊卵巢综合征所必需的临床表现，但肥胖是多囊卵巢综合征的常见表现，约50%的患者肥胖（体重指数≥25kg/m$^2$），且常呈"腹部肥胖型"（腰围/臀围≥0.80），也称"男性型肥胖"，肥胖加重了多囊卵巢综合征患者的代谢内分泌异常，心血管疾病的危险性增高。肥胖与胰岛素抵抗、雄激素过多、游离睾酮比例增加及瘦素抵抗有关。

### 5. 黑棘皮症

多囊卵巢综合征患者颈后、腋下、外阴、腹股沟等皮肤皱褶部位常出现灰褐色色素沉着，呈对称性，皮肤增厚，质地柔软，与胰岛素抵抗和高胰岛素血症有关。

胰岛素抵抗是指机体的靶组织、器官对胰岛素的敏感性下降，胰岛素促进葡萄糖摄取和利用率下降而产生的一系列病理变化和临床症状，机体代偿性分泌过多胰岛素而产生高胰岛素血症。多数学者认为胰岛素抵抗和高胰岛素血症是高雄激素血症的病因之一。

瘦素是脂肪-胰岛素分泌轴的一部分，参与胰岛素的分泌。肥胖妇女存在瘦素抵抗，对胰岛素分泌抑制减轻，出现高胰岛素血症。

## 多囊卵巢综合征的治疗目标是什么?

### 1. 近期目标

调整月经周期;治疗多毛和痤疮;控制体重;有生育要求的患者促排卵治疗。

### 2. 远期目标

预防糖尿病、子宫内膜癌、乳腺癌及心血管疾病的发生。

## 多囊卵巢综合征如何治疗?

### 1. 改善生活方式

少吃油腻食物,管住嘴,迈动腿,加强锻炼,控制体重。

### 2. 调整月经周期,保护子宫内膜

因为多囊卵巢综合征患者没有排卵,没有孕激素产生,所以月经不规律,子宫内膜在单一雌激素作用下,容易发生子宫内膜病变。如果患者没有生育要求,没有高雄激素的临床表现,可采用孕激素后半周期疗法,即每个月的后半周期(撤退性出血第15日起)补充孕激素,或者40天不来月经,排除怀孕后,补充孕激素充分转化子宫内膜。如果患者有高雄激素血症,可口服炔雌醇环丙孕酮片、屈螺酮炔雌醇片等复方短效口服避孕药,既可以降低雄激素,又可以保护子宫内膜,一般3~6个月可试停药观察。

### 3. 胰岛素抵抗治疗

二甲双胍抑制肝脏合成葡萄糖,增加外周组织对胰岛素的敏感性,改善胰岛素抵抗,预防代谢综合征的发生;降低血胰岛素水平,降低血雄激素水平,具有改善卵巢排卵的功能。常用剂量500mg,每日3次。不良反应是恶心、呕吐、腹泻等胃肠道症状,餐时服药可减轻不良反应,严重的不良反应是肾功能损害和乳酸性酸中毒,所以用药期间需要定期监测肾功能。一般治疗3个月后排卵率可达10%~20%。

### 4. 不孕促排卵治疗

如果患者有生育要求,在减肥、纠正代谢性疾病以及性激素、肝功、肾功、血脂等各项指标正常后诱导排卵治疗。

(1)氯米芬和来曲唑:氯米芬为雌激素受体拮抗剂,有弱的雌激素作用,可与下丘脑、垂体的雌激素受体结合,解除雌激素对下丘脑垂体的负反馈,促进卵泡刺激素、促性腺激素分泌,从而促进卵泡发育诱发排卵。用法:月经第3~5天开始,

50mg/d，共5天，此剂量若无效，下周期 100mg/d，最高剂量150mg/d。治疗时间一般不超过6个周期/年。口服氯米芬50~150mg/d，每周期5天，连续3周期仍不排卵，称克罗米芬抵抗，可改用来曲唑。来曲唑为芳香化酶抑制剂，可抑制雄激素转化为雌激素，降低体内雌激素水平，解除其对下丘脑和垂体负反馈抑制，增加卵泡刺激素、促性腺激素分泌，促进卵泡发育。

（2）促性腺激素：氯米芬和来曲唑促排卵无效时可采用促性腺激素。用法：月经来潮或黄体酮撤血第5日，每日肌内注射尿促性素75IU，根据B超发育情况调整剂量，优势卵泡直径达18~20mm时，肌内注射人绒毛膜促性腺激素5000~10000IU促排卵。

（3）腹腔镜卵巢打孔术：适用于氯米芬抵抗或者有其他指征行腹腔镜检查的多囊卵巢综合征不育患者，使用单极或双极电凝，深度2~4mm，每侧4孔为宜，但有卵巢功能衰退的可能。

（4）体外受精-胚胎移植：对于难治性多囊卵巢综合征患者（应用促排卵6周期无排卵者，或有排卵但未妊娠者）可采用。

### 孕激素充分转化子宫内膜的剂量各为多少？各需用多长时间？

微粒化黄体酮胶囊每天转化子宫内膜的剂量是200~300mg；地屈孕酮每天转化子宫内膜的剂量是10~20mg；甲羟孕酮每天转化子宫内膜的剂量是5~10mg，黄体酮胶囊每周期转化子宫内膜的剂量是4200mg；地屈孕酮每周期转化子宫内膜的剂量是140mg；甲羟孕酮每周期转化子宫内膜的剂量是80mg。

那么，为保护子宫内膜，孕激素需要使用多长时间呢？每月使用孕激素7天，子宫内膜癌的发生率是3%~5%；每月使用孕激素10天，子宫内膜癌的发生率是2%；每月使用孕激素大于12天，子宫内膜癌的发生率是0。所以补充孕激素，不仅剂量要给足，使用时间也必须达到，才能充分预防子宫内膜病变的发生。建议使用孕激素10~14天，充分保护子宫内膜，预防子宫内膜病变的发生。

### 青春期多囊卵巢综合征如何诊治？

世界卫生组织规定青春期为10~19岁。这段时间由于下丘脑-垂体-卵巢轴尚未成熟，易发生排卵障碍，多有月经不规律或稀发排卵，超声检查也可表现为多囊卵巢样改变。

此外，青春期肾上腺皮质功能逐渐增强，多数少女会有雄激素一过性升高的临床表现。由于生长激素分泌增多，可出现生理性胰岛素抵抗，青春期月经异常及高雄激素血症可能是由于下丘脑-垂体-卵巢轴未稳定、青春期生理特点所致，也可能是由于多囊卵巢综合征导致。

因此，建议对青春期暂不做多囊卵巢综合征诊断，针对患者月经紊乱及高雄激素血症的症状积极治疗，同时控制体重和调整生活方式。

# 不到 40 岁就不来月经了，需要治疗吗？

## 不到40岁，月经就不来了，是卵巢早衰了吗？

女性生殖年龄的老化是由双侧卵巢内卵子质量和数量决定的，而且原始卵泡是逐渐减少且不可再生的，从孕4个月胎儿时期的600万~700万，减少到月经初潮时的40万~60万，最后剩1000左右卵泡时自然绝经。女性的平均绝经年龄为45~55岁，但由于个体差异原因，有些女性不到40岁就绝经了，以前我们叫"卵巢早衰"，2015年已经更名为"原发性卵巢功能不全"。

## 出现这种情况，需要治疗吗？

卵巢的功能主要是产生卵子并排卵、分泌女性激素，也就是具有生殖功能和内分泌功能。那么，如果卵巢过早衰竭了，就意味着生育能力下降，体内雌激素、孕激素水平下降。众所周知，雌激素可以维持女性凹凸有致的体态，但很多人不知道，雌激素除了维持女性外观以外，更重要的是它可以保护我们的骨骼、心血管及大脑。其实，我们女人从头到脚都有雌激素的受体，换句话说就是女人从头到脚都受雌激素的作用，人们常说：女人是水做的，其实，确切地说，女人应该是雌激素做的，可见雌激素对于女人来说多么重要。

所以，如果缺乏了雌激素，早期身体会出现潮热、出汗、心悸、失眠、焦虑、抑郁等症状，长期缺乏雌激素，还会出现以下问题。

### 1. 泌尿生殖道问题

由于雌激素的下降，泌尿生殖道黏膜萎缩，出现阴道干燥、性交困难、反复阴道感染，以及排尿困难、尿痛、尿急等反复泌尿道感染。

### 2. 心血管问题

在绝经前有月经的时候，女性心血管的发病率仅为男性的1/10~3/10，而绝经后

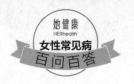

缺乏了雌激素的保护，心血管疾病成为绝经后女性死亡率最高的疾病。

**3. 骨质疏松的问题**

大家都知道，绝经以后，我们身高越来越矮了，大概到70岁的时候，我们要降低7~10cm，这是因为绝经后缺乏了雌激素，骨质严重疏松，椎体压缩，导致身高变矮。

**4. 老年痴呆的问题**

女性老年痴呆的发病率是男性的5~6倍，而如果绝经后使用激素治疗，随着使用年限的延长，老年痴呆的发病率是逐渐下降的。

一旦卵巢衰竭后，就不分泌雌激素了，那我们补充最低的、有效的、天然的雌激素，对女性来说，利远远大于弊。但是一定要注意，我们的激素补充方案有很多种，要根据患者不同情况设计不同的方案，比如：有子宫的人群我们会选择雌激素加孕激素，而无子宫人群我们会选择单纯雌激素。总之，必须要在医生指导下正确使用激素补充治疗，因为激素是一把"双刃剑"，用对了，受益无穷；用错了，则后患无穷。

当然，除了激素治疗外，我们还需要患者养成健康的生活方式：①调整饮食：粗细搭配、低脂饮食，多食谷类、豆类食物；②适量运动：因为中等强度的运动能提升身体的代谢过程、肌肉强度、认知能力；③适度日照：日光能促进皮肤合成维生素D，促进钙质的吸收，预防骨质疏松；④适度工作：增加自信，保持心情愉悦，预防抑郁症的发生。

# 更年期月经乱了怎么办？

## 更年期为什么会出现月经失调？

前面我们讲过，月经是女性伴随着卵巢的周期性排卵而出现的子宫内膜周期性脱落出血，所以月经与排卵息息相关。有规律的月经周期是女性生殖功能成熟的重要标志。但是女性进入更年期之后，卵巢功能逐渐衰退，性激素分泌减少，对垂体激素反应差，卵泡发育推迟，卵巢不能再维持以往每月有一个卵泡成熟并排卵的规律，常常不排卵。月经就逐渐变得不正常了，此时卵巢依旧会分泌雌激素，但没有孕激素的分泌，子宫内膜失去孕激素的"保护"，月经规律性和经量也就失去了支撑，从而出现了月经失调现象。

## 更年期月经失调会有哪些表现？

正常的月经主要表现为：周期21~35天，经期2~8天，失血量5~80ml，阴道出血为暗红色不凝固血。更年期是卵巢功能走向衰退乃至衰竭的过程，是一个逐渐没落的过程，意味着卵巢功能的衰弱和一系列的生理变化。

月经失调是更年期开始的标志性症状。可以是月经要么两三个月不来，要么行经后1个月都不干净，时而淋漓不尽，时而血流如注。常见的月经不调主要有以下3大表现。

### 1. 月经稀发

月经周期间隔时间变长，由正常21~35天变为2~3个月或更长的时间行经一次，以至完全停止。经量可正常或较前减少。

### 2. 周期紊乱

从正常的月经周期变为不定期的阴道出血，有时经期延长或变为持续性阴道出血，淋漓不断1~2个月或更长时间，也可发生大量阴道出血，患者出现贫血、全身乏力、心慌、气短等症状。

### 3. 突然绝经

少数妇女过去月经周期及经期一直正常，现在突然绝经；也有的周期正常，仅有几次月经量逐渐减少，以后月经突然停止。突然绝经在妇女更年期月经不调症状中比较少见，但一定要引起注意，因为突然绝经有可能合并身体的其他疾病，应立即去看医生。

## 更年期月经失调需要处理吗？

很多女性认为，绝经前出现月经失调是正常的生理现象，不用过多关注，过两年绝经了就好了。其实不然，这里面隐藏着很大的隐患，如果不予以重视，可能会给自己造成很大的伤害。

首先，如果听任其自然几个月不来月经，子宫内膜会在雌激素长期作用下增生不脱落，黄体功能不全，导致子宫内膜转化不全。长期的增生会使子宫内膜出现无序生长，甚至发生增生、不典型增生乃至癌变。

其次，妇女生殖道炎症和生殖道肿瘤，比如子宫内膜炎，无论急性或慢性的，尤其结核性子宫内膜炎，往往有不正常的子宫出血。可以持久出血，或闭经与出血相间，也是更年期月经不调的常见病因。子宫肌瘤，特别是子宫黏膜下肌瘤，易有

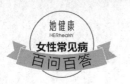
间断地大量出血，也可能会引起更年期月经不调。子宫内膜癌、宫颈息肉、子宫颈癌或卵巢肿瘤，如卵泡膜细胞瘤或颗粒细胞瘤，由于大量分泌雌激素，刺激子宫内膜增生，也会产生内分泌失调性子宫出血等。

另外，一些全身性疾病，如血液病、高血压或甲状腺功能异常（甲状腺功能减退或甲状腺功能亢进）、肾上腺疾病、肝病等都有可能引起阴道不规则出血，很容易与更年期月经紊乱相混淆。

可见，很多情况下出血并不是月经不规律，而是身体发生了器质性病变，长了肿瘤得了病。因此要警惕更年期月经不调，提高健康认识，及时就医以得到正确的诊断和合理的治疗。

## 更年期月经失调如何处理？

月经失调虽是更年期妇女的生理变化之一，但也可以是其他疾病的症状之一，所以更年期妇女出现月经失调应尽快去医院检查。首先排除其他器质性病变引起的月经不调。排除之后，月经失调就是我们俗称的更年期功能性子宫出血了，简称"功血"。这时就需要请妇科内分泌医生进行药物治疗，调整月经周期，控制出血。通过药物使之定期来月经、定期撤退出血，以预防子宫内膜在长期和持续性雌激素的刺激作用下，只增生不脱落，长此以往使子宫内膜出现无序生长，甚至发生增生、不典型增生乃至癌变。

除了尽早看医生之外，对于更年期月经失调，我们还应该注意以下几个方面。

### 1. 合理调理饮食

增加营养，如：鸡蛋、猪肝、猪肉、牛奶等。更年期月经不调常会导致缺铁性贫血，应多吃含铁的食物，补充足够的铁质，就能避免缺铁性贫血的发生。

### 2. 注意经期保健

月经期间，注意外阴部的清洁卫生，勤换洗内裤，防止感染，月经期间禁止性生活。

### 3. 保持心情愉悦，避免精神刺激和情绪波动

月经期有下腹发胀、腰酸、乳房胀痛、轻度腹泻、容易疲倦、嗜睡、情绪不稳定、易怒或易忧郁等现象，均属正常，不必过分紧张。保持愉快的心情，让心境趋于平和，有利于病情的好转。

### 4. 适当的体育活动

适当的体育活动能够刺激大脑皮层的活跃性，调节人体的内分泌以及其他生命活动。还可以促进新陈代谢，增强各器官的生理功能，增强体质，提高免疫力。对于女性月经可起到调节和促进改善的作用。

### 5. 改变不良的生活习惯

嗜好烟酒的女性更容易出现月经不调的症状。有关数据表明，每天吸烟1包以上或饮高度白酒100ml以上的女性中，月经不调者是不吸烟喝酒女性的3倍。女性夏季贪凉、经期受寒、长期滥用或经常大量使用抗生素等也会引起月经量过少，甚至闭经。

## 都要绝经了，医生为什么还要我查是否怀孕？

更年期月经不调，首先应当证实是闭经还是妊娠。更年期卵巢的衰退过程不是直线下降的，常在内分泌波动一个时期后才完全绝经。这期间卵巢偶尔也会有排卵，如果恰时又有性生活，那就有可能怀孕。流产或宫外孕都会有短期闭经后出血，如不排除，误认为是更年期月经不调症状，则会延误治疗。如果发生了宫外孕破裂出血，那就有可能危及患者生命了。所以2~3个月或更长时间不来月经一定要首先排除妊娠相关疾病。

## 更年期月经失调应引起警惕

虽然更年期月经失调几乎是每个女性绝经前必经的过程，但由于其潜在发生肿瘤的风险，以及长期出血不净或经量过多导致的感染、贫血风险，应该引起大家足够的重视。建议健康女性，每年进行一次正规的全身和妇科检查，主要包括：血常规、尿常规、肝肾功能、血脂、甲状腺功能、腹部超声、宫颈防癌筛查和盆腔超声检查，早期发现疾病。以往月经规律的女性，一旦发生月经周期改变（延长或缩短）、经期改变（月经期长、淋漓不尽）、经量改变（明显增多或减少）等，应及时就医。临床医生会根据具体情况进行相应的检查。经上述各项检查，排除器质性病变后，就可以诊断为更年期功能失调性子宫出血。而对于卵巢排卵功能紊乱所导致的无排卵功能失调性子宫出血，则采用性激素治疗。

总之，更年期是女性一个特殊的时期，这一时期容易发生月经失调，有些月经失调是良性病变，有些则是癌前期病变，有的甚至是恶性病变，应当引起重视，尽早就医，以安全度过更年期。

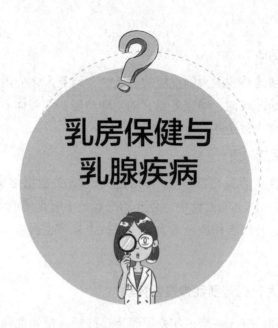

# 乳房保健与乳腺疾病

## 女性如何做乳房的自我检查？

乳腺的健康关系到女性和整个家庭的幸福，做好疾病的预防及早期发现，可以减少疾病的发生，或在疾病的发病初期可以尽早地解决问题。

**乳房自我检查第一步：观察**

首先，您站在镜前，裸露上身，双臂垂于两侧，观察自己乳房的外形。熟知自己正常乳房的外观很重要，一旦有什么异常，就可以察觉出来。不过，一侧乳房比另一侧稍大，并非不正常现象。接着，将双臂举过头顶，转动身体，察看乳房的形态是否有变化。然后，双手叉腰向右向左慢慢旋转身体，察看乳头及乳房是否有凹陷、红肿或皮肤损害。最后，将双手掌撑在臀部，并使劲向下压，同时转动身体，这样会使乳房的轮廓显得清晰。注意观察乳房的形态有无异常变化，如发现异常变化，需要与另一侧进行比较，察看双侧乳房是否对称。如果不对称，则要提高警惕，及时就医。

**乳房自我检查第二步：触摸**

1. 立位或坐位检查

首先，将您的左手举起放在头后，再用右手检查左侧乳房。乳房检查的正确范围：上到锁骨下，下至第六肋，外侧达腋前线，内侧近胸骨旁。检查的正确手法：

三个手指并拢，从乳房上方12点（将乳房比作一个时钟）开始，用手指指腹按顺时针方向紧贴皮肤作循环按摩检查，每检查完一圈回到12点，下移2cm做第二圈。第三圈检查，要检查整个乳房直至乳头。检查时手指不能脱离皮肤，用力要均匀，掌握力度为以手指能触压到肋骨为宜。此法被称为指压循环按摩法。检查完左侧乳房后，将您的右手举起放在头后，用左手检查右侧乳房，检查方法同上。

2. 卧位检查

身体平躺在床上，肩下垫个小枕头或折叠后的毛巾，使整个乳房平坦于胸壁，以便于检查乳房内有无异常肿块。由于坐位或立位时乳房下垂，特别是体型较胖的女性，容易漏检位于乳房下半部的肿块，所以卧位检查同样是十分必要的。检查的范围和手法同坐位或立位检查。

### 乳房自我检查第三步：按压

在检查完整个乳房后，用示指、中指和拇指轻轻地提起乳头并挤压一下，仔细查看有无分泌物。如果发现有分泌物，则应去医院做进一步检查。

最后，检查腋窝上、下、前、后和正中部位有无增大的结节。当你觉得有异常时，先不用紧张，请及时就医。

### 何时为进行自我检查的最佳时间？

月经正常的妇女，月经来潮1周后是乳腺检查的最佳时间，此时雌激素对乳腺的影响最小，乳腺处于相对静止状态，容易发现病变。在哺乳期出现的肿块，如临床疑为肿瘤，应在断乳后再进一步检查。

## 你了解乳腺增生吗？

门诊经常遇见女性患者去咨询与乳腺增生有关的问题，因为越来越多的女性体检之后都被诊断为乳腺增生，当身边大多数人都有乳腺增生的时候，它还是一种病吗？乳腺增生可怕吗？会不会发展为乳腺癌？

### 什么是乳腺？

乳腺是所有哺乳动物特有的一个器官结构，目的是为了哺育后代。乳腺位于胸

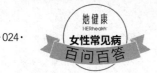

部的皮下组织之中，胸部（乳房）又由乳管、腺小叶、腺泡及间叶结缔组织构成，其中脂肪组织和腺体组织是主要组成部分。

## 什么是乳腺增生？

乳腺增生一般指的是乳腺小叶和乳腺管有扩张及腺体的周围有组织增生。它经常发生于年轻女性，因为二十多岁到三十多岁是女性雌激素相对较高的时候。乳腺增生本质是一种生理现象，就像女性每个月要迎接大姨妈一样，根据体内激素水平的变化，子宫内膜每个月在特定时期出现增生，为受孕做准备，若没有怀孕便随着月经排出体外。乳腺也一样，每月月经前增生，月经后症状缓解。由于雌激素的影响，乳房会出现每个月周期性的生理增生，这可不是一种病理现象，一般无须治疗。

## 乳腺增生与乳腺结节是什么关系？

如果你的乳房出现明确的结节或周期性疼痛非常严重的情况，有可能是病理性的乳腺增生来找你的麻烦了，说明你的身体可能出现了内分泌紊乱、性激素不平衡的情况。

## 乳腺增生会不会导致乳腺癌？

从目前的数据和研究来看，单纯乳腺增生的癌变率仅为0.5%，临床大多数乳腺增生都是纯良性，并不会癌变，所以只是得了乳腺增生并不可怕。然而乳腺增生与乳腺癌的发病机制是相通的，所以如果确诊患有乳腺增生，一定要引起足够的重视，尽早和定期检查，并做预防和治疗。一般月经结束1周后去做乳腺检查是比较准确的，每年或者定期进行一下筛查。

## 如何正确看待体检时发现的乳腺结节？

在这个体检普及的年代，很多女性朋友对于自己体检时发现的乳腺结节过分在意、过于担心，其实没有必要，不是所有乳腺结节都是乳腺恶性疾病。乳腺疾病和年龄、婚育史、乳腺癌家族史等都有关系。乳腺结节可以由多种原因引起，但常见的疾病只有如下几种：乳腺增生、乳腺囊肿、乳腺纤维腺瘤、导管内乳头状瘤、原发性乳腺恶性肿瘤等。发病具有概率性，与其盲目担心，不如我们了解该如何去认识这些疾病。

## 哪些是乳腺良性疾病？

### 1. 乳腺纤维腺瘤

好发年龄一般是未婚青年女性，25岁前后，体检时发现乳房上的活动结节，一般自己查体时能够摸到一个游走的活动性肿块，多呈圆形或椭圆形。特点就在于活动性好，变换体位时有可能触摸不到。治疗相对简单，对于手能触及大于1cm的乳腺纤维腺瘤，推荐手术切除，手术分为开放手术和微创手术，手术方式要根据结节的位置及大小决定。

### 2. 乳腺增生

好发年龄一般是产后的青中年女性，年龄介于25岁至更年期（围绝经期）。主要表现是乳腺的结节大小及疼痛程度与月经周期相关，随着体内激素水平变化而产生不同的表现。当然也有部分女性朋友与月经周期无关。由于生活水平的提高、生活节奏的加快、工作生活压力的增加，再加上过多使用含有雌激素的化妆品，以及吃进去很多含有雌激素的药物或者食物，常常导致乳腺增生的症状不与月经周期相关。很多朋友还会因为情绪急躁而产生疼痛等。其实乳腺增生很普遍，在这个年龄段中，大概70%~90%的女性朋友都会有乳腺增生。很多女性朋友体检之后发现自己有乳腺增生会产生乳腺有结节的心理，回家之后疑心病加重，抓捏乳房，怀疑是肿块结节，进而更加焦虑。其实对于这类结节，完全可以采用正规的查体、辅助检查排除掉。超声是一种无创伤、简便易行的诊断手段，通过超声可以区分囊性、实性肿块、边界、质地等，好的超声医师更会根据检查结果分析出结节的良恶性。目前国际通用的是BI-RADS分级方法。乳腺增生大部分患者可以通过定期3~6个月或者1年复查乳腺超声随诊乳腺结节，月经周期的不同时间体检发现的乳腺结节大小、形态都可能有所差别。一般推荐月经结束3~7天进行乳腺彩超检查。一般而言，乳腺增生并不是乳腺癌的癌前病变，乳腺增生发展成为乳腺癌的几率很小，患有乳腺增生的女性大可不必紧张，只要注意调整自己的情绪，舒缓压力，再配合一些治疗，乳腺增生是不会威胁健康的。

### 3. 乳腺炎性病变

一般发生于哺乳期，乳房会有典型的红肿热痛等炎症表现。因乳汁是细菌的良好培养基，所以治疗时要尽量排空乳汁。若病情严重，可行穿刺或手术切开引流脓液等。发生于非哺乳期的乳腺炎症治疗相对复杂，需要明确病因和病理后决定治疗方案。

## 什么是乳腺恶性疾病？

对于一些结节生长迅速、活动度较差、质地硬的乳腺单发结节，亦或是单纯乳头血性溢液，乳腺结节触摸不清的患者，或者是绝经后老年女性乳腺结节，通常需要谨慎处理。建议到专科医院进一步治疗，进行相关的辅助检查：包括乳腺彩超、乳腺钼靶、乳腺核磁、乳腺肿块的细针穿刺细胞学检查等，如果还不能明确病理性质，可进一步行肿块切除活检以明确疾病性质。

# 你了解乳腺纤维腺瘤吗？

乳腺纤维腺瘤是由腺上皮和纤维组织两种成分混合组成的良性肿瘤，好发于青年女性，与患者体内性激素水平失衡有关。乳腺纤维腺瘤好发于乳房外上象限，呈圆形或卵圆形，临床多见直径1~3cm，生长缓慢，妊娠或哺乳期时可急骤增长。极少数青春期发生的纤维腺瘤可在短时间内迅速增大，直径可达8~10cm，称为巨大纤维腺瘤，仍属良性肿瘤。纤维腺瘤恶变成纤维肉瘤或乳腺癌者极少见，不到1%。

## 病因是什么？

由于女性到了青春期后，卵巢功能逐渐发育成熟，雌性激素作用增强，刺激乳房发育。卵巢功能旺盛，雌激素水平过高，调节失衡，加之患者对雌激素反应敏感，在雌激素的长期刺激下，引起乳腺上皮组织和纤维组织过度增生，结构紊乱，形成肿瘤。由于乳腺纤维腺瘤与性激素分泌旺盛有关，故此病多发生于青年女性，月经来潮前或绝经后女性少见。

## 临床表现有哪些？

主要临床表现为乳房无痛性肿块，很少伴有乳房疼痛或乳头溢液。肿块往往是无意中或体检时被发现的。单发肿块居多，亦可多发，也可两侧乳房同时或先后触及肿块。多为圆形或椭圆形，直径常为1~3cm，亦有更小或更大者，偶可见巨大者。境界清楚，边缘整齐，表面光滑，富有弹性，无压痛，活动度较大，与皮肤无粘连。

## 需要做哪些检查?

### 1. 彩超

能显示乳房各层次结构及肿块形态、大小及回声状况。乳腺纤维腺瘤彩超多为圆形、卵圆形均匀低回声肿物，多可见光滑清晰的包膜回声，肿块后方回声正常或轻微增强，可见侧方声影，肿块内可见伴声影的粗大钙化。彩色多普勒显示肿块内多无血流信号或见少量血流信号。

### 2. 乳腺X线摄影

注意：青春期女孩，致密型乳腺，不适宜进行乳腺X线摄影。

### 3. 乳腺病灶活检

根据病史、体检或影像学检查难以鉴别的乳腺肿块，可采取穿刺或手术切除的方法，进行组织病理学检查，明确诊断。

## 诊断时有哪些注意事项?

乳房位于体表，典型的乳腺纤维腺瘤相对容易诊断。青少年女性，无意中或体检时发现乳房无痛性肿块，直径1~3cm，圆形或卵圆形，与周围无粘连，活动度大，触诊有滑脱感；生长缓慢，与月经周期无关，临床可考虑为乳腺纤维腺瘤。

但对于妊娠后妇女，特别是绝经后妇女，乳房发现无痛性肿块，要提高警惕，不要轻易诊断为乳腺纤维腺瘤，应借助影像学检查鉴别诊断，必要时需依据病理组织学检查确诊。

## 怎样治疗?

### 1. 密切观察，定期随诊

乳腺纤维腺瘤是常见的良性肿瘤，极少恶变。发展缓慢，没有症状，不影响生活和工作，对于直径<1cm可以密切观察定期随诊。

### 2. 外科手术切除

（1）观察过程中，如乳房自查或去医院检查时发现纤维腺瘤有增大倾向，或彩超原显示肿块内无血流信号，若可见大量血流信号，应积极手术切除。

（2）乳腺纤维瘤患者，准备怀孕之前，应进行纤维腺瘤切除术。原因：①乳腺纤维腺瘤的发生与雌激素水平升高有关，妊娠、哺乳期，随着体内激素水平的变化，可导致肿瘤体积迅速增大。②妊娠期乳腺不宜进行手术及有创性检查，哺乳期亦不适合手术。

（3）青少年巨大纤维腺瘤（幼年性纤维腺瘤），因肿瘤生长快，体积大，对正常乳腺组织产生挤压，应考虑手术切除，手术不会对以后的妊娠、哺乳产生不良影响。

（4）有乳腺癌家族史者可考虑手术切除。

### 怎样预防？

建立良好的生活饮食习惯，避免和减少心理紧张因素，保持心情舒畅。控制高脂肪、高热量饮食的摄入，不乱服用外源性雌激素。掌握乳房自我检查方法，养成每月一次的乳房自查习惯，若发现原因不明的乳腺结节，应及时去医院诊断。积极参加乳腺癌筛查。

# 哺乳期出现急性乳腺炎怎么办？

急性乳腺炎是指乳腺组织的急性化脓性感染，具有发病迅速、易化脓的特点。这是产后常见病之一，也是引起产后发热的原因之一，此病最常见于哺乳期妇女，尤其是初产妇。主要表现为单侧乳房的红、肿、热、痛，常发展成为乳腺脓肿。

### 急性乳腺炎的发病因素有哪些？

#### 1. 乳汁淤积

由于宝宝衔乳不良，无效吸吮，或者宝宝生病，身体不适而吸乳量少；或是新妈妈们的乳汁多，未及时排空乳房，或乳头发育异常；乳腺导管开口处堵塞；乳头皲裂等均会导致乳汁淤积。

### 2. 感染

感染金黄色葡萄球菌、链球菌等。

## 急性乳腺炎的感染途径有哪些？

（1）通过哺乳导管进入乳腺小叶。

（2）血行扩散。

（3）通过破裂的乳头进入导管周围淋巴系统。

## 急性乳腺炎的症状及特征有哪些？

（1）发生在哺乳期。

（2）疼痛明显。

（3）伴寒战高热。

（4）血象检查：白细胞明显升高。

（5）抗生素治疗效果明显。

（6）细菌培养：阳性，主要是金黄色葡萄球菌或链球菌。

## 急性乳腺炎的治疗措施有哪些？

（1）保持乳汁通畅。

（2）乳头清洁。

（3）抗生素的使用（细菌培养+加药敏）。

（4）脓肿的处理：穿刺抽吸或切开引流。

注意：急性乳腺炎早期淤积时，建议继续哺乳，但患侧乳房应停止哺乳，并用吸奶器吸尽乳汁。如果血象高，则要暂停哺乳，但要按时排奶，如果已切开引流，建议可以进行哺乳。

# 乳腺炎的分类有哪些？

乳腺炎可以发生在女性的哺乳期，也可以发生在非哺乳期。它们有哪些类别，又各自有什么特点呢？

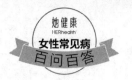

**哺乳期乳腺炎**

哺乳期是女性一个特殊的时期，许多女性在哺乳过程中，出现乳房刺痛、肿块，甚至出现高热、乳腺化脓等情况，都提示哺乳期急性乳腺炎的可能。该病多出现在产后3个月内，绝大多数为初产妇。乳头畸形，以及不正确的哺乳方式如哺乳后未及时排空乳房致乳汁淤积是其常见病因。有效地排出乳汁既是治疗乳腺炎的措施也是预防乳腺炎的措施。当哺乳期妈妈出现体温升高、乳房局部疼痛、乳房出现肿块哺乳后不能消退、乳房皮肤红肿、乳头有脓汁流出等情况时须及时到乳腺科就诊。

**非哺乳期乳腺炎**

非哺乳期乳腺炎包括浆细胞性乳腺炎和肉芽肿性乳腺炎两种。多见于年轻女性，发病一般与生育哺乳无关，多为单侧发病，是较少见的特殊慢性非细菌性炎症样类型的病变。此类疾病确切病因不明，可能与乳头畸形（包括内陷、内翻、分裂）、乳头溢液、乳房外伤及激素水平失调等有关：①乳头发育不良，乳头内陷、内翻容易造成乳腺导管扭曲变形；②大导管本来就发育不良；③内翻乳头自然脱落的表皮细胞积聚、潮湿而糜烂，甚至有点臭味，日久形成表皮的炎症；④外伤导致乳腺结构组织的损伤；⑤各种原因导致体内内分泌失调，主要是雌二醇、泌乳素升高引起导管上皮异常分泌；⑥乳腺退行性病变致导管内分泌物积聚、管腔狭窄。以上诸种原因造成输乳管出口的堵塞，大导管内脂质积聚、变性，刺激导管壁而引发炎性反应。而这种炎症属于变态反应，与自身免疫相关，与急性乳腺炎由细菌感染引发的化脓性炎症不一样。临床表现上，浆细胞性乳腺炎与哺乳期乳腺炎是不一样的。

1. 浆细胞性乳腺炎

浆细胞性乳腺炎是以乳腺内导管扩张、浆细胞浸润为病变基础的慢性非细菌感染性乳房化脓性疾病，中医称之为"粉刺性乳痈"。因为它的本质是无菌性炎症反应，所以只有当它破溃或者切开之后才会继发细菌感染，尽管有时抗生素治疗有效，但绝不能治愈浆乳。临床常表现为以下症状。

（1）乳房肿块或脓肿（常为多发），以乳晕周围多见，伴有疼痛。

（2）乳头溢液，多数患者乳头可挤出粉刺样分泌物。

（3）脓肿破溃及瘘管形成后，部分患者乳房毁形严重。

（4）多无明显全身症状。

### 2. 肉芽肿性乳腺炎

肉芽肿性乳腺炎也是单侧乳房发病多见，以乳房多发脓肿伴窦道形成为主要表现，多以急性发作、慢性过程为特点。

肉芽肿性乳腺炎是指乳腺小叶肉芽肿性炎，一般认为与小叶内的异常泌乳有关，异常泌乳导致小叶组织发生免疫变态反应，从而诱发本病。一般来说，它无乳头畸形表现，而起病更急，范围更大，脓肿及窦道多发且散在，距乳头远，多累及皮肤，脓肿内为牛肉汤样坏死物质，而不是粉刺样脂质。可并发有膝关节炎和结节性红斑，部分患者发病前多有不良情绪或服用抗焦虑药物史。

### 3. 非哺乳期乳腺炎的诊断与治疗

常用的诊断方法：乳腺彩超、乳腺钼靶、MRI、细菌培养鉴定是诊断非哺乳期乳腺炎的常用辅助方法，但确诊需行穿刺活检。

常用治疗方法：本病发病机制复杂，目前无统一治疗方法。西医院多采用手术方法，如：脓肿切开引流打创、乳腺区段切除、乳房皮下切除+假体植入，但术后患者乳房外形损害大，且容易反复发作，更有甚者乳房全切后仍然发病。

# 乳房肿块一定是乳腺癌吗？

当今社会，乳腺癌的发病率逐年上升，女性自我保护意识逐渐提高，以至于乳房出现肿块就以为患了乳腺癌，乳房肿块就是乳腺癌吗？下面就给大家简单介绍下。

## 乳房肿块最常见于以下几种疾病

### 1. 乳腺囊性增生病

多见于25~45岁女性，其本质上是一种生理增生与复旧不全造成的乳腺正常结构的紊乱。本病恶变的危险性较正常妇女增加2~4倍，本病的病因和发病机制尚不十分明了。目前多认为与内分泌失调及精神因素有关。黄体素分泌减少，雌激素相对增多，是本病的重要原因。

临床表现：突出的表现有乳房胀痛和乳内肿块。少数患者（0.5%~3%）可发生恶变，因此，对可疑患者要注意随访观察，一般每3个月复查1次，一般应复查乳腺彩超。

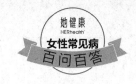

### 2. 乳腺纤维腺瘤

多见于20~25岁性功能旺盛期女性。妊娠和哺乳期或绝经前期，由于雌激素大量分泌，可使肿瘤迅速生长。

临床表现：乳腺纤维腺瘤的好发部位以外上象限为多，且多数（约75%）为单发，少数为多发性。特征是无痛性孤立肿块，病史叙述中多在无意中偶然发现；肿块呈圆形或椭圆形，直径多在1~5cm，偶有巨型纤维腺瘤，直径可超过10cm；月经周期对肿瘤大小无影响，亦无异常乳头溢液。生长速度比较缓慢。

扪诊：肿块表面光滑、边界清楚、质地坚韧，与皮肤和周围组织无粘连，极易被推动，腋窝淋巴结不肿大。

### 3. 急性乳腺炎

一般发生在哺乳期妇女，尤其是初产妇，单侧或者双侧乳房局部皮肤发红，肿胀疼痛，乳房内可摸到肿块，可伴随发热寒战，这种情况一般都是由急性乳腺炎造成。早期应用抗生素可控制，一旦形成脓肿，需切开引流，预后良好。但是，有一种乳腺癌叫作炎性乳癌，与其类似，恶性程度极高，应该注意。

### 4. 乳腺癌

乳腺癌的发病年龄多在40~60岁，其中又以45~49岁（更年期）和60~64岁最多见。

临床表现：乳腺癌最早的表现是患乳出现单发的、无痛性并呈进行性生长的小肿块。肿块位于外上象限最多见（45%~50%），其次是乳头、乳晕区（15%~20%）和内上象限（12%~15%）。肿块质地较硬，表面不光滑，边界不清楚，活动度差。因多无自觉症状，肿块常是患者在无意中（如洗澡、更衣）发现的。少数患者可有不同程度的触痛或刺激，以及乳头溢液。肿块的生长速度较快，侵及周围组织可引起乳房外形的改变，出现一系列体征。如癌组织累及连接腺体与皮肤的Cooper韧带，使之收缩并失去弹性，可导致肿瘤表面皮肤凹陷；邻近乳头的癌肿因侵及乳管使之收缩，可将乳头牵向癌肿方向；乳头深部的肿瘤可因侵入乳管而使乳头内陷。癌肿较大者，可使整个乳房组织收缩，肿块明显凸出。癌肿继续增长，表面皮肤可因皮内和皮下淋巴管被癌细胞堵塞而引起局部淋巴水肿，由于皮肤在毛囊处与皮下组织连接紧密，淋巴水肿部位可见毛囊处出现很多点状凹陷，形成所谓"橘皮样"改变。这些都是乳腺癌的体征。

所以说，乳房肿块不等于乳腺癌。不过，大家自查乳房要掌握正确方法，不要捏掐，那样，腺体组织很容易被误认为肿块，应该学会扪诊，就是用手指及手掌按压的方法来感觉乳房情况。但是，一旦发现可疑肿块，还是需要去医院做检查排除的。

# 乳腺癌能预防吗？

乳腺癌是女性最常见的恶性肿瘤之一，如何预防乳腺癌？早发现、早诊断、早治疗是乳腺癌未病先防的重要策略。

## 哪些人易患乳腺癌？

（1）有乳腺癌家族遗传史者。

（2）曾患乳腺囊性增生病、乳腺良性肿瘤者。

（3）婚后从未生育、未哺乳或哺乳时间过短者。

（4）胸部因某种原因接受过高剂量放射线的照射者。

（5）肥胖或过多摄入脂肪者。

（6）精神抑郁，经常生气，心情不好者。

（7）月经初潮早于12岁或绝经晚者。

## 如何预防？

以下介绍乳腺癌三级预防。

**1. 一级预防：针对病因，降低发病率**

即病因预防，主要是针对病因和增强机体抗乳腺癌能力的措施。做到以下几点病因预防减少乳腺癌的发病概率。

（1）产后应进行母乳喂养，喂养时间不少于6个月。

（2）减少高脂肪、高热量食物和酒精的摄入，多吃蔬菜、豆类和水果。

（3）减轻精神压力，积极调整心态。

（4）更年期妇女尽量避免长期服用外源性雌激素。

**2. 二级预防：早期发现，降低死亡率**

乳腺癌是一种发展相对缓慢的恶性肿瘤，从单一癌细胞的形成，到发展成临床能触及大约1mm大小肿块，需经30次分裂倍增，长到直径为1cm大小肿块，可能需

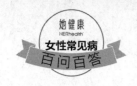
要5~8年时间，因此有足够的时间进行乳腺癌的早期筛查。通过二级预防乳腺的自我检查和定期到医院进行乳房健康检查，发现早期病例，不仅疗效好，生活质量也大为提高。多数早期乳腺癌经正规手术治疗后能够不再复发而获得治愈。

自我乳腺检查：≥20岁，每月1次自我乳腺检查，月经干净后1周进行。

定期到医院进行乳房的检查：乳腺彩超和乳腺钼靶检查。

### 3. 三级预防：提高疗效，改善症状

乳腺癌的三级预防是指对已经诊断为乳腺癌的患者的积极综合治疗，以提高治愈率或减轻患者痛苦、提高生存质量和延长生存期。

重视科学的生活方式，提高广大群众的预防意识、保健意识，一起来预防乳腺癌！

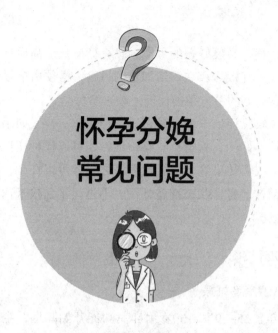

# 怀孕分娩常见问题

## 怀孕前，你做好准备了吗？

几年前，曾在一个育儿圈里看过一段文字，至今记忆犹新。"怀孕的时候，一直担心不会做母亲，因此惴惴不安。直到孩子出生后的那一瞬间，我才忽然发现，原来做母亲是那么自然，因为我们天生就有母性"。如今，随着医学科学的发展，我们的母性不仅限于孩子出生后的抚育、教育，从宏观上来讲，孕期的管理，甚至孕前的准备，其实都有深深的母爱在其中。

### 孕前检查的重要性

规范的孕前检查，是降低孕产妇死亡和胎儿出生缺陷的重要措施，通过评估和改善妊娠夫妇的健康状况，从而降低或消除导致胎儿出生缺陷等不良妊娠结局的危险因素，预防胎儿出生缺陷的发生。

大家是不是会对门诊要求做孕前检查的大夫这样说：我现在很年轻，平时身体没什么问题，也没有遗传病的家族史，不需要做这么多检查；我现在是第二胎，第一胎的孩子很健康，我也不需要做什么检查，只是做一个B超看看就行了。

这样真的可以吗？其实，无论是头胎还是第二胎，超过35岁的女性，其生育能力是与年龄成反比的，卵细胞质量下降，男性的精子质量也不可忽视，男性最佳的生育年龄是28~35岁，45岁之后，精子变异概率会增大，生二胎的男性也应做好优

生检查。瘢痕子宫，存在瘢痕妊娠的可能，患有糖尿病、高血压、风湿病、心脏病等内外科疾病的女性，妊娠后存在病情加重的风险，必须由多学科联合评估是否适宜妊娠。怀孕是夫妻双方的事，孕前保健，缺一不可。

孕前评估就好像农民评估田地，是否适宜种庄稼一样，如果田里野草丛生，播下庄稼种子，也是长不好的，除野草、整田地，才可以播种庄稼。夫妻双方如果身体患有内外科疾病，或者传染病，需要治疗好之后才可以怀孕，调理一下自己的生活方式，以良好的精神、身体状态准备怀孕。不过，孕前检查何其多，具体都做哪些呢？一起来看看吧！

## 孕前都需要做哪些准备？

### 1. 计划备孕，避免高龄妊娠

女性最佳生育年龄25~29岁，30岁后卵巢功能开始减退，生育力开始下降，35岁后下降更明显，生育力低下，发生流产风险也大。

### 2. 合理营养，控制体重增加

女方的身体状况，例如营养不良、贫血等都会对卵子的发育、胎儿的成长等造成影响。因此在孕前就应该开始加强营养的调配，不挑食，不偏食，注意新鲜水果、蔬菜、肉类、豆类等的摄入。

### 3. 因人而异，个体化补充叶酸

普通女性叶酸口服剂量0.4~0.8mg/d，既往发生过神经管缺陷的孕妇，则每天补充叶酸4mg。

### 4. 高危人群，常规身体评估

对家族有遗传病，患有慢性疾病和传染病的备孕妇女，应积极到医院请专科医生进行评估，确定是否可以备孕。

### 5. 合理用药，以免殃及胎儿

备孕期间，应注意合理用药，尽量避免应用可能影响胎儿发育的药物，如一些抗结核、抗肿瘤、抗癫痫药物等。

### 6. "绿色"生活，远离毒物、宠物

避免接触生活及职业环境中的有毒物质，如：放射线、高温、铅、汞、苯、砷、农药等。也要尽量避免密切接触宠物。

### 7. 保持心理健康，改变不良习惯

备孕期间，男女双方尽量保持愉悦的心情，同时，戒烟、戒酒、避免高强度的工作、高噪音环境和家庭暴力。

## 孕前都需要做哪些辅助检查？

（1）血常规：了解有无贫血、血小板问题，发现地中海贫血携带者。

（2）尿常规：有助于泌尿道疾病的早期诊断。

（3）血型：如果女方血型为O型，丈夫为A、B或者AB型，那么胎儿会出现溶血可能。

（4）肝功能：有助于发现肝脏疾病及判断疾病严重程度，明确能否妊娠。

（5）肾功能：有助于发现肾脏疾病及严重程度，肾脏疾病本身不是妊娠禁忌证，但如果发生肾功能衰竭则不适于妊娠。

（6）空腹血糖：有助于发现糖尿病，未控制的糖尿病会影响胎儿，而且会加重孕妇代谢紊乱。

（7）乙肝六项检测：如果为乙型肝炎或者病毒携带者，新生儿出生后立即注射免疫球蛋白进行保护，并全程接种乙肝疫苗。如果不是携带者，也没有乙肝保护性抗体，最好在怀孕之前先接种乙肝疫苗，3个月后再备孕。

（8）梅毒：梅毒病毒几乎100%会传染胎儿，所以，完全治愈后方可怀孕。

（9）艾滋病：会影响胎儿。

（10）妇科检查：包括妇科体检，阴道分泌物检查，宫颈分泌物支原体、衣原体检查，了解有无炎症，避免不孕、流产。

（11）宫颈人类乳头瘤病毒检查及宫颈脱落细胞：能早期发现宫颈病变，如宫颈息肉、宫颈癌。

（12）妇科超声：了解子宫附件情况，有无发育畸形及病变。

（13）优生相关检查：弓形虫、巨细胞病毒、风疹病毒、疱疹病毒，这些特殊的病原体有可能引起宫内感染，同时也是造成新生儿出生缺陷的重要原因之一。

（14）心电图：有助于发现心脏疾病。

（15）男方要做相关体格检查及精液检查，必要时做性激素及染色体检查。

如果以上检查都过关了，那么，恭喜您，可以开始"造人"啦！

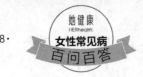
# 这些疾病不能怀孕，你知道吗？

做母亲是每个女人的权利，也是一个女人最美好的愿望。到了一定的年纪，如果还没生个孩子，身边的亲朋好友就会开始各种催了，表现得比你还心急呢！这时候你可能也会告诉自己，是该要个孩子了，但是亲爱的别急，让我们先一起来了解一下哪些情况暂时不能怀孕吧。

### 1. 任何恶性肿瘤疾病治疗期间

宫颈癌、卵巢癌、胃癌、鼻咽癌等在治疗期间常常辅助放、化疗，对生殖细胞有致畸作用。再则，妊娠期间使肿瘤逃逸免疫应答，可导致恶性疾病快速进展而危及母体生命。

### 2. 任何传染性疾病的急性期

例如急性病毒性肝炎，肺结核，一些性传播性疾病，如梅毒、淋病，以及某些病原体，如巨细胞病毒、风疹病毒、弓形虫的携带者均应治疗痊愈后才能妊娠。

### 3. 患有内分泌疾病

糖尿病患者应在血糖控制良好的情况下再妊娠，如合并有高血压、肾脏病、视网膜病变，则不宜妊娠。甲状腺功能亢进症患者应在病情稳定或缓解后才能妊娠。

### 4. 患有心脏病

心脏病患者的妊娠问题较为复杂。诸如马方综合征、法洛四联症等禁忌妊娠。其他心脏疾病者应在计划妊娠前咨询专科医生，一般情况下，曾经发生过心功能衰竭的患者或平时日常活动严重受限制的患者都不宜妊娠。

### 5. 患有高血压

患有高血压的女性应在病情得到控制以后才能妊娠，如同时合并有肾脏病变则不宜妊娠。

### 6. 患有慢性肾炎

患有慢性肾炎的女性病情稳定后可以妊娠，但如伴有肾功能不全则不宜妊娠。

### 7. 患有慢性病毒性肝炎

患有慢性病毒性肝炎的女性应在肝功能正常以后才可以妊娠。

### 8. 患有贫血

贫血是一种症状，不是具体的疾病，许多疾病都可伴有贫血，所以应查找病因，及时治疗，待贫血纠正以后才能妊娠。

### 9. 卵巢囊肿5cm以上者

这类患者容易在孕期发生扭转而引发急腹症，严重时需要切除卵巢或导致胎儿流产。

### 10. 患有精神病

精神分裂症可在妊娠、产褥及哺乳期复发，还有一定遗传因素，建议孕前遗传咨询，审慎怀孕。

### 11. 患滴虫性阴道炎

滴虫性阴道炎是性病的一种，可感染胎儿，因此应在治愈后再妊娠。

如查出上述疾病，不必过分担心，但请务必要重视，一定要到正规医院就诊，接受专业的咨询和治疗哦！愿每个女人都能圆妈妈梦！

# 孕早期有哪些检查不容错过？

当验孕棒出现两条红杠时，您和家人自然是激动万分、欣喜不已，紧接着身边的长辈们都是一副颇有经验的样子，告诉你这不能做、那不能做等一大堆注意事项，长辈们的话要选择性地听，但下面医生讲的话一定要听哦。孕早期去医院都要检查些什么呢？我们一起来看看吧。

### 1. 妇科检查

了解阴道、宫颈情况，排除孕妇的生殖器官发育异常，为宝宝顺利出生提供通道。观察阴道黏膜是否充血，阴道分泌物的颜色、量是否正常，是否有异味。白带检查少不了的，可以了解阴道内是否有滴虫、霉菌存在，必要时还要进行衣原体、支原体、淋球菌检查。若存在以上微生物，容易引起上行性感染，影响胚胎发育，诱发流产。宫颈检查也很重要，要看看宫颈是否糜烂、有没有宫颈息肉存在，还要通过宫颈高危型人类乳头瘤病毒检查联合液基细胞学检查筛查宫颈病变。当早孕期间出血时，需考虑出血的原因是否与阴道、宫颈有关。

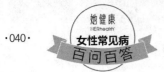

大多数准妈妈是不愿意接受三合诊检查的，但小小检查也有大用处哦。可以了解子宫大小是否与停经月份相符合、胚胎是否正常发育。当出现子宫大小与停经月份不相吻合时，需要B超检查，以排除子宫肌瘤、子宫发育异常和胚胎发育异常等情况。若存在子宫肌瘤，需要估计肌瘤的大小、生长部位和是否影响胚胎生长发育而需要及时终止妊娠，并尽可能地估计到肌瘤的性质。同时，医生检查的内容还包括双侧附件是否正常，当卵巢增大时，需要鉴别是妊娠引起的功能性增大，还是器质性增大。若是功能性增大，怀孕3个月后会自然消退，若是良性器质性增大，要尽可能在怀孕3个月后手术，以减少流产率。

### 2. 超声检查

如果月经周期规律，无腹痛及阴道流血等不适，建议停经50天左右行超声检查，判断是宫内孕还是宫外孕、有无胎心等。尤其瘢痕子宫需要B超了解胚胎着床部位。在停经11~14周，需要NT检查了解胎儿染色体及心脏畸形等风险。

### 3. 其他检查

通过问诊、查体，评价孕妇的身体状况，是否肥胖，告知孕期体重增长的限量。判断有无内外科的基础病，如贫血、高血压、高血糖、甲状腺疾病、肾炎、肝血管瘤、主动脉夹层等。如果有，要看严重程度，是否需要治疗，能否继续妊娠，要评判对孕妇的危害，及早采取必要措施来保证准妈妈孕期的安全。孕早期容易出现阴道流血、腹痛等不适，要及时就诊。

孕早期能检查的项目有限，但都是十分必要的！各位准妈妈们，为了您和宝宝的健康，赶紧行动起来吧！

# 吃药了、拍片了，孩子还能要吗？

## 妊娠后2周内吃药了，孩子还能要吗？

经常听到很多女性在体检或门诊就诊后，发现自己意外怀孕了，却因服用了药物或接受了诊断性放射线而焦虑不安，宝宝还能要吗？会发生畸形吗？这成了准妈妈们非常关注的问题。

其实在受精后的2周内由于不慎用药，或者接受了放射线等，大可不必过于担心。这个时期是属于一个'全或无'的效应，或者说是一个0或1的问题，也就是说，从受精开始的2周内，药物对胚胎的影响是要么导致孩子的流产，要么就是什么也影响不到，孩子没有什么问题。受精一般是发生在排卵期。排卵期是在下次月经的前14天，如果月经规律，28天一次的话，排卵期是在两次月经中间，受精也就在这个时间。

所以，如果在孕早期用药了，不必要做无谓的担心，更不能成为堕胎的理由。

## 受精后2周后吃药了，孩子还能要吗？

在受精2周以后，药物对孩子是否有影响，我们来看一下美国食品药品管理局（FDA）对于药物的妊娠期分类。FDA将所有的药物分为以下几类（表1）。

表1　FDA对药物的分类

| A类 | 对照研究没有发现在早孕期（在妊娠中晚期也无风险证据）会对人类胎儿有风险，对胎儿的损伤可能性看上去很小 |
| --- | --- |
| B类 | 动物生殖学研究没有发现胎儿存在风险，当时无人类怀孕妇女的对照研究结果；或者动物生殖学研究显示有不良影响（不仅仅是生育能力的下降），但是在人类妇女早孕期的对照研究中没有得到证实（在妊娠中晚期也无风险证据） |
| C类 | 动物研究显示对胎儿有不良影响（致畸作用或杀胚胎作用等），但是在人类妇女没有对照研究，或者没有人类和动物研究的资料，只有当胎儿潜在的益处大于潜在的风险时才可以使用该药物 |
| D类 | 有确切的证据显示对人类胎儿有风险，但是为了孕妇的获益这些风险是可以接受的（例如，在危及生命的时候使用该药物，或者是病情严重无法使用安全的药物或者安全的药物无效果） |
| X类 | 动物或人类的研究显示存在胎儿畸形，或者人类的经验显示对胎儿有风险，或二者都有，在怀孕妇女使用该药物的风险明显大于任何可能的益处。该药物在怀孕妇女或者可能怀孕的妇女禁忌使用 |

几乎任何一种药物都可以检索到其FDA分类，知道其分类了以后，我们就好回答这些问题了。从这个表中我们可以看出A类、B类药物在整个孕期是相对安全的；C类、D类药物需要权衡利弊，在医生指导下谨慎用药；X类药物应该绝对禁止使用。

但是，在中国，孕期安全用药没有分类。目前中国有关孕期药物使用的经验均来自于动物实验，对于在动物身上有明确致畸的药物，中文药品说明书标注"孕妇禁用"；对于不能肯定致畸的药物，中文药品说明书标注"孕妇慎用"。所以，最好的解决办法是在医生的指导下，参考国内外更多新的临床数据使用药物。

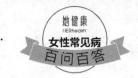

#### 受精后2周内拍片了，孩子还能要吗？

前面我们说了，孕早期用药对胎儿的影响，同理拍片也是类似的结论。即0或1的问题。受精后的2周内如果女性接受了高于100mGy的X线照射，可能会杀死胚胎。但是这是一个全或无的效应，也就是说如果胎儿存活了，就不会有问题。

#### 受精后2周后拍片了，孩子还能要吗？

在受精2周以后拍片是否对胎儿有影响呢，我们来看一下。据研究，胎儿暴露于X线的风险与其暴露时的胎龄和辐射剂量相关，见表2。

表2　X线辐射危害与孕周及辐射剂量的关系

| 孕周 | 影响 | 估计的阈值范围 |
| --- | --- | --- |
| 着床前（受精后0~2周） | 胚胎死亡或无影响（全或无） | 50~100mGy |
| 器官形成期（受精后2~8周） | 先天性异常（骨骼、眼、生殖器） | 200mGy |
| | 生长受限 | 200~250mGy |
| 8~15周 | 重度智力障碍（高风险） | 60~310mGy |
| | 智力缺损 | 每1000mGy使智商降低25 |
| | 小头畸形 | 200mGy |
| 16~25周 | 重度智力障碍（低风险） | 250~280mGy |

从这个表中，我们可以看出，高剂量的离子射线如X线会对胎儿造成很多严重损伤，如流产、胎儿生长障碍、小脑畸形、智力发育障碍等，也会提高儿童患恶性肿瘤风险。

但是，我们平时接受的单次诊断性的X线检查的受照射剂量根本达不到能造成胚胎或者胎儿伤害的剂量。

根据美国放射学会、美国妇产学院、美国食品药品管理局的临床指导，绝大多数诊断性的放射性检查是不会造成胎儿伤害的，如果非说有也是非常非常低的。

在这里，我们一再强调"诊断性"三个字，因为治疗性的放射线剂量会远远超过诊断性放射，那是另外一回事了。

一般来说，胎儿只有受到高于100mGy的照射才可能出现健康问题，而尤以孕8~25周间最为敏感。100mGy的剂量在通常的诊断性X线照射根本不会使用到，钡灌肠、小肠连续成像，或者放射性治疗时才有可能达到这样高的剂量。

我们看下面表3，来了解一下常见放射学检查时的胎儿辐射剂量。

表3　常见放射学检查时的胎儿辐射剂量

| 检查类型 | 胎儿剂量（mGy） |
|---|---|
| 极低剂量检查(<0.1mGy) | |
| 颈椎X线检查（正位和侧位） | <0.001 |
| 四肢X线检查 | <0.001 |
| 钼靶摄影（两个方位） | 0.001~0.01 |
| 胸片（两个方位） | 0.0005~0.01 |
| 低到中剂量检查（0.1~10mGy） | |
| X线检查 | |
| 腹部X线检查 | 0.1~3.0 |
| 腰椎X线检查 | 1.0~10 |
| 静脉肾盂造影 | 5~10 |
| 气钡双重灌肠造影 | 1.0~20 |
| CT | |
| 头或颈部CT | 1.0~10 |
| 胸部CT或CT肺动脉造影 | 0.01~0.66 |
| 限制性CT骨盆测量（经股骨头单轴面成像） | <1.0 |
| 核医学 | |
| 低剂量核素灌注显像 | 0.1~0.5 |
| $^{99m}$锝骨显像 | 4~5 |
| 肺数字减影血管造影 | 0.5 |
| 高剂量检查（10~50mGy） | |
| 腹部CT | 1.3~35 |
| 盆腔CT | 10~50 |
| $^{18}$F-FDG PET/CT全身显像 | 10~50 |

所以说常规诊断性X线平片通常只会暴露胎儿于非常小的照射剂量。而且通常孕期需要做X线检查时，孕妇的腹部是会用含有铅的防护衣保护起来的，更进一步降低受照剂量，一般是不会对胎儿造成损伤的。如果你怀孕期间需要做X线检查，记得告诉你的医生，你是否近期做过相似检查，也许这次的检查就可以不做，如果必须要做，医生也会计算胎儿可能受到的总照射剂量，以便指导诊断。

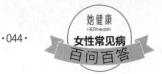

# 孕前和孕期，还能和宠物愉快地玩耍吗？

现在很多家庭都养有宠物，让自己的生活多些乐趣，最常见的就是猫和狗，但是一旦准备怀孕或是已经怀孕了，问题就随之而来了，这些宠物到底是去还是留呢？还能和它们一起愉快地玩耍吗？

## 养宠物对孕妇有什么潜在的危害？

### 1. 感染传染病

基于对胎儿健康发育的考虑，传染病算是宠物对孕妇的最大威胁了，常见的有弓形虫病和狂犬病。

弓形虫病是因弓形虫寄生而导致的传染病，弓形虫可以穿过胎盘屏障，由母亲传染给胎儿。孕妇在妊娠早期感染弓形虫可引起胎儿死亡、流产、发育缺陷，多不能幸存，即使幸存也会智力低下；妊娠中期感染胎儿可发生广泛性病变，能引起死胎、早产，或胎儿脑内钙化、脑积水、小眼球等严重损害；妊娠晚期感染可致胎儿肝脾肿大、黄疸、心肌炎，或在出生后数年或数十年出现智力发育不全、听力障碍、白内障及视网膜脉络膜炎。弓形虫病主要通过消化道传播，很多的哺乳动物都可能是弓形虫的中间存留地，但只要我们健康饮食，不食用半生不熟的肉制品，是可以避免的。而宠物猫在弓形虫的传播中扮演着重要角色，感染了弓形虫病的猫，可以通过粪便向环境释放数以百万计的弓形虫卵，这种虫卵只在受感染的家猫和野猫的粪便中有发现，虫卵经过1~5天的"孵化"后便具有感染的能力，孕妇在食用了被猫粪污染的食物和水后极易被感染。

狂犬病是由狂犬病毒导致的侵害人体中枢神经系统的急性病毒性传染病，危害非常大，准妈妈一旦感染无疑是给胎儿造成了致命的威胁。虽说狂犬病不会间接传播，但还是存在被宠物抓咬后感染的风险，而且能够携带狂犬病毒的动物范围非常广泛，理论上几乎所有的温血动物都有可能携带。

宠物传给人的常见疾病还有：壁虱性脑炎、Q型热、布鲁菌病、莱姆病、皮肤真菌症、犬蛔虫症、等孢球虫病、绦虫病、犬心丝虫病、利什曼原虫病、眼虫病等。这些传染的疾病虽然种类很多，但只要预防措施到位，遵循科学饲养宠物的方式，一般不会被感染。

### 2. 过敏

宠物的皮屑、脱落的毛发是诱发过敏的主要原因。人对宠物过敏的主要表现有：过敏性结膜炎、过敏性鼻炎、过敏性哮喘及特异性湿疹等。因为猫、狗经常会用舌头舔自身的皮毛，因此，更易致使主人发生过敏现象。

### 3. 抓伤或咬伤

被健康的宠物抓伤或咬伤并不会感染疾病，但是被抓伤或咬伤的地方很可能会被细菌侵入，从而引起感染。

## 孕妇能养宠物吗?

可以但不提倡，如果你准备怀孕，还没有养宠物，那么就不建议你养了；如果你已经养了宠物，准备怀孕或是已经怀孕了，可以有两种选择，寄养宠物或是留下宠物。

## 准备怀孕了，打算寄养宠物，该怎样做?

如果打算在准备怀孕前寄养宠物，最好在孕前半年开始着手。怀孕之前最好进行弓形虫检查。如检查确定没有弓形虫感染，则可随时怀孕。如发现有弓形虫感染，应尽快进行治疗，治愈后方可怀孕。因为弓形虫原虫在干燥的空气中生存时间很短，寄养宠物后，无需对居室特别清洁。只要对居室进行一段时间的通风或在晴朗的日子把阳光请进你的家里就可以了。

## 已经怀孕了，想留下宠物，该怎么办呢?

首先确定宠物是否感染了弓形虫。如果检查确认宠物已经感染了弓形虫，那么为了你和宝宝的健康，最好还是选择将宠物送走寄养。如果宠物没有感染弓形虫，则可以留下。

## 孕期养宠物，家人该做些什么呢?

### 1. 要更加严格注意宠物和环境的清洁卫生

除了给宠物勤洗澡、勤驱虫外，还要保持宠物小窝的洁净，及时清除剩余食物和粪便。对宠物食盘定期消毒，对宠物定期注射预防疫苗，经常去宠物医院做检查，平时带上驱虫项圈，防止寄生虫的滋生。同时，减少宠物外出的机会，以免接

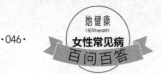
触其他动物和不干净的食物。对于爱到处乱吃及乱嗅的小宠物，外出时带上嘴套，可以防止宠物乱食或误食东西，从而减少或阻断宠物感染疾病的可能性。

**2. 做好孕妇与宠物的隔离**

给宠物进食、休息、排泄划定专门区域，孕妇要尽量远离这些区域，最好不要直接接触宠物。家人在对宠物进行清洁和互动时，也要带上安全装备，如手套和口罩，防止宠物粪便中的细菌接触皮肤或直接通过口腔等途径入侵人体，也可以避免因宠物毛发、皮屑等造成过敏。

### 孕期养宠物，孕妇应注意些什么？

漫漫孕期，有宠物陪伴，可以给准妈妈们愉快的感受，但要记得保持距离的爱更安全，不要让它们住在卧室或睡在被窝里，不要与它们过于亲热；接触前后要洗手；宠物的卫生清洁很重要，但要让家人做哟；孕妇自己的饮食更要注意，一定要煮熟，勿吃生食。常见的、成年的、个性稳定的、受过良好教养的宠物，是孕妇们最佳的选择。此外，定期到医院检查必不可少：孕前及怀孕3个月左右行TORCH检查，如有异常，要及时治疗。

## 先兆流产，保还是不保？如何科学保胎？

"医生，我肚子痛，是不是流产了？"

"医生，我下面流血了，是不是要流产了，我的孩子还活着吗？"

"医生，我孕酮好低，是不是会导致流产，要吃孕酮吗？"

在门诊，上述问题几乎每天都会被问到，就算解释了，大多数准妈妈还是一脸焦虑的样子，今天我们就来具体谈谈吧。

### 什么是先兆流产？

先兆流产指怀孕28周前先出现少量阴道流血，常为暗红色或血性白带，没有妊娠物排出，随后出现阵发性下腹部或腰背部痛。我们做妇科检查的时候常常发现宫颈口未开，胎膜未破，子宫大小与停经月份相符。

## 出现先兆流产的症状后，我们该如何应对？

出现这种情况不要怕，也不要盲目地保胎，根据医生的检查再做决定。

### 1. 早期妊娠的孕妇要在超声下确定妊娠囊在宫腔内的位置

（1）宫腔内探及孕囊或胚胎，孕囊大小与停经周数吻合或偏小，孕囊形态不规则、6周后囊内未探及胚芽、原始心管搏动、卵黄囊，不建议保胎。

（2）如果宫腔内没有发现孕囊，而在子宫颈、子宫附件或者子宫切口处探及孕囊，建议马上找医生求助。

（3）宫腔内发现孕囊，孕囊形态规整，囊内可探及胚芽、卵黄囊、原始心管搏动，孕囊种植处或周边有液性暗区（考虑出血），建议保胎。注意超声提醒的卵巢内黄体的数量以便排除宫内外同时妊娠的情况。

### 2. 11周后超声检查胎儿的情况

包括胎心、胎儿发育、结构、胎盘、胎膜及羊水等情况，尤其是在11~14周检查胎儿的NT值，15~20周做唐氏筛查，18~24周建议做系统检查。如果这些都没有问题建议保胎或住院观察。如果发现胎儿存在形态、器官发育异常等问题，则不建议保胎。

### 3. 排除母体疾患

如血液系统疾病、生殖系统以及其他系统的病变等，要根据情况权衡利弊。

## 孕酮低，会导致流产吗？

孕酮是卵巢分泌的一种有利于怀孕的激素。孕酮使子宫内膜富于营养，有利于着床。还能够改变人体的免疫系统，促进身体产生封闭抗体，使准妈妈的身体不排斥孩子，这个叫作免疫保护。孕酮也能抑制子宫平滑肌的收缩，给胚胎营造一个更为安静的环境，如果没有孕酮，子宫平滑肌收缩，则将胚胎排出子宫，导致流产。所以很多孕妈妈一见孕酮数值低，便如临大敌般，其实通过长期的临床观察发现，孕酮数值低有多种可能。

（1）孕酮数值会发生波动：一般情况下，孕酮水平在20~30ng/ml，对维持怀孕足够了。我们体内的这些化验指标波动很大，一个人不同时间抽血，数值也有很大的不同，因为卵巢释放孕酮是脉冲式的，抽血化验是瞬时的浓度，不是平均浓度。这种波动不影响胚胎的发育。因为数值有波动，因此一次孕酮数值低说明不了问题。

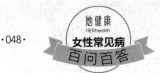
（2）孕酮降低不是流产的原因而是结局：孕酮对支持怀孕虽然重要，但由于孕酮水平低、黄体功能不足而流产是极少数的，大多数是由于其他原因造成的，这其中大约70%是由胚胎本身不健康而引起的。而当胚胎死亡或者流产发生后，孕酮会降低。

（3）注定要流产的胚胎没有有效的治疗方法：医生监测孕酮，是期望通过这样的检查给治疗找到依据。但无论如何，通过口服孕酮、注射孕酮并不能改变胚胎的结局。残酷的现实就是，那些所谓保胎成功的，其实本身不会发生流产，那些注定要流产的胚胎，如染色体异常的胚胎我们也无法挽救。

因此，如果没有腹痛、阴道流血，在孕早期、孕中期都不需要反复抽血查孕酮，根据孕酮值的高低来决定是否保胎也是不科学的。提醒大家：保胎要有科学依据，不能盲目地保胎！

# 妊娠剧吐，是吐那么简单吗？

怀孕了出现恶心、呕吐，七大姑八大婆都会告诉你这是正常的孕吐，没有什么关系。是的，大多数准妈妈会在孕12周前出现恶心、呕吐等早孕反应，这确实也是正常的妊娠反应。

但门诊中还会碰到一些准妈妈问这样的问题："医生，我吐得越厉害是不是代表肚子里的孩子活性越强？"对于这个问题，医生只能是笑笑罢了。一般的孕吐无须紧张，但是如果吐得厉害，可就要当心了。

## 什么是妊娠剧吐？

孕妇妊娠5~10周频繁恶心呕吐，不能进食，排除其他疾病引发的呕吐，体重较妊娠前减轻≥5%、体液电解质失衡及新陈代谢障碍，需住院输液治疗者，称为妊娠剧吐，发生率为0.5%~2%。

妊娠剧吐与普通呕吐有所不同，会威胁到母婴健康，甚至危及孕妇生命，所以孕妈妈要特别注意，特别严重的时候，一定要及时看医生哦。

## 哪些原因可导致妊娠剧吐呢？

其实，至今全世界的专家还没弄明白原因呢！据观察，早孕反应出现和消失的时间与孕妇血HCG值上升与下降的时间相一致，加之那些血HCG水平高的准妈妈往往吐得更厉害，如葡萄胎、多胎妊娠，我们推测妊娠剧吐可能与HCG水平升高有关。雌激素也与妊娠剧吐密切相关。精神过度紧张、焦虑、经济状况不好的孕妇更易发生妊娠剧吐，这些告诉我们妊娠剧吐可能与精神、社会因素有关。此外，妊娠剧吐还可能与感染了幽门螺杆菌有关。

### 妊娠剧吐会导致哪些并发症呢？

（1）韦尼克脑病：妊娠剧吐可致维生素$B_1$缺乏，临床表现为眼球震颤、视力障碍、共济失调、急性期言语增多，以后逐渐精神迟钝、嗜睡，个别发生木僵或昏迷。若不及时治疗，死亡率可达50%。

（2）妊娠剧吐可致维生素K缺乏，并伴有血浆蛋白及纤维蛋白原减少，孕妇出血倾向增加，可发生鼻出血、骨膜下出血，甚至视网膜出血。

（3）胎儿因母体营养及代谢紊乱，发育受到严重影响，有的可因维生素、微量元素缺乏导致胎儿发育畸形，甚至胎儿发育迟缓或死亡。

### 妊娠剧吐这么危险，该怎么办呢？

重要的事情说三遍：住院治疗！住院治疗！住院治疗！完善相关辅助检查，如血常规、尿常规、动脉血气分析、凝血功能、电解质、肝肾功能、甲状腺功能、心电图等，必要时行眼底检查及神经系统检查。同时需禁食、静脉补液及营养补充，维持水、电解质、酸碱平衡。每日补液量不少于3000ml，尿量维持在1000ml以上，并给予维生素$B_1$肌内注射。

### 听说有的准妈妈因为妊娠剧吐孩子都不能要了，有这么严重吗？

不必过分担心，经住院治疗后多数准妈妈的病情好转是可以继续妊娠的，但出现以下情况危及孕妇生命时，需要考虑终止妊娠。

（1）持续黄疸。

（2）持续蛋白尿。

（3）体温持续在38℃以上。

（4）心动过速（≥120次/分）。

（5）伴发韦尼克脑病。

准妈妈若不幸遇到这些情况中的一种，还是要听从医生建议终止妊娠，毕竟留得青山在，不怕没柴烧嘛！

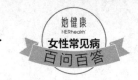
**平时可以做些什么预防妊娠剧吐吗?**

（1）在早孕反应初期，调节好饮食与休息规律。室内环境保持清新整洁，避免异味产生。

（2）食用清淡易消化的食物，注重营养全面，可少食多餐，要少食辛辣刺激及生冷食品，勿过饥或过饱。

（3）调节情绪，保持积极乐观向上的心态，避免急躁和情绪波动。

（4）劳逸结合，保证充足的睡眠。

各位准妈妈们，吐得厉害时一定不能强忍着任其发展哟，及时看医生才是对自己和宝宝负责!

# 宫外孕是怎么回事?

怀孕的女人爱走极端，一种是大大咧咧什么也不在乎，该吃吃，该玩玩，高跟鞋踩得当当响，甚至还有人去夜店，完全不顾自己是孕妇。另一种则相反，门不敢出，班不去上，在家里一躺，瞎嘀咕。今天觉得这个不能吃，明天觉得那个不能用，肚子一痛就担心是宫外孕，你了解宫外孕吗? 下面我们来看看宫外孕是怎么回事。

## 什么是宫外孕?

正常情况下，精子和卵子是在母体的输卵管内相遇并完成受精的，然后随着输卵管内纤毛的摆动，受精卵将返回到它们舒适的家——子宫腔内，在子宫内种植下来，继续发育下去。这个过程一旦受到某些因素的影响，使受精卵无法被转运到子宫内，而在输卵管内安营扎寨，甚至跑到卵巢、大网膜中受孕，那么就出现了异常部位的怀孕，在医学术语上称之为"异位妊娠"，俗称"宫外孕"。

最为常见的宫外孕部位是输卵管，占了90%以上，其他比较少见的部位还有腹腔、卵巢、宫颈、宫角。现在随着剖宫产率的升高，瘢痕妊娠越来越多，这也是异位妊娠的一种特殊类型。

## 引起宫外孕的原因有哪些?

受精卵从输卵管向子宫的转运过程受到了外界的干扰，容易发生宫外孕。最为常见的一种情况是得了盆腔炎，因为感染，导致了输卵管内负责转运的纤毛功能受到了破坏，受精卵就无法被转运到子宫内，因此就在输卵管内种植下来了，从而导致宫外孕。相对而言，得过盆腔炎症的人，容易发生宫外孕的情况。但是，很多之前没有任何疾病病史的女性也可能出现宫外孕，也就是说任何一个女性都可能会成为宫外孕的患者。出现宫外孕的概率大概为1%。

## 宫外孕有什么表现？

通常情况下，输卵管是无法承受日渐长大的胚胎的，到了一定的时候，就可能会导致输卵管增粗，继续生长，可能会流产，严重的会导致输卵管破裂，造成内出血。

在临床上，通常用"停经、腹痛、阴道出血"来描述典型的宫外孕临床表现，但是实际上，宫外孕的临床表现千变万化。很多患者误将异常的阴道出血当作月经，有些人对疼痛不敏感，甚至可能没有太明显的腹痛症状，也有一来就以休克为表现的，这就需要医生综合多方面的信息来进行诊断。查清楚有没有怀孕的情况，对医生来说非常有助于鉴别诊断。

此外，就医的时候一定不能向医生隐瞒病史，包括性生活的情况，以前也曾经遇到过有患者坚决否认性生活史的，但是后来却是宫外孕的诊断，这样的隐瞒无助于医生的快速诊断。

## 如何能早期发现呢？

孕早期需要超声检查，超声检查可以帮助我们判断胚胎究竟是在宫内还是宫外。

## 宫外孕会有危险吗？

一般情况下，宫外孕没有生命危险，但是有个别情况的宫外孕，非常危险，主要原因是不断膨胀的胚胎，导致输卵管或者妊娠部位的大出血，甚至有可能是特别凶险的出血。因此，宫外孕像是一个定时炸弹，大部分定时炸弹没爆炸，有的炸弹小爆一下，有的炸弹却会要了命。宫外孕也是妇科急症中有可能会导致生命危险的一种疾病。

## 宫外孕应怎样治疗？

治疗方案要因人而异，大体上可以分为保守性观察、药物治疗和手术治疗几种。

### 1. 保守性观察

保守性观察就是等待，在生命体征平稳、包块不太大，而且 β–HCG 持续下降

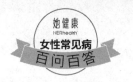
的情况下，是可以选择保守观察的，但是如果随诊不方便，保守就不合适。

### 2. 药物治疗

目前主要是用化疗药物甲氨蝶呤治疗，用药物杀死怀孕部位的胚胎和绒毛，选择用药物治疗需要一定的标准，必须包块不太大、$\beta$–HCG不太高、生命体征平稳、对药物也不能有过敏的情况。如果可以采用药物治疗，那么相对于手术治疗而言，不仅费用低，而且可以有更好的预后。

### 3. 手术治疗

保守和药物治疗不适合的，都是可以用手术治疗的，目前，手术一般都是可以通过腹腔镜微创进行，不仅有诊断的作用，而且可以治疗。手术中可以根据生育的情况选择保守性的输卵管开窗或者妊娠病灶清除，或者是做输卵管切除术。因为输卵管有两侧，即使切除了一侧输卵管，以后仍然是有可能怀孕的。

无论是哪种治疗方法，都要进行随诊，药物治疗或者手术治疗以后，都需要进行每周$\beta$–HCG的监测。必须要随访到$\beta$–HCG下降到5mIU/ml以下，才能放心。

## 以后还有机会生孩子吗？

只要有一侧输卵管在，功能是正常的，那么以后是可以妊娠的。一次宫外孕以后，再次发生宫外孕的概率在10%左右，较正常人是会高一些，但90%仍然是正常的宫内怀孕。

## 有预防措施吗？

健康的女性，注意性生活卫生，减少外来感染的机会，减少得盆腔炎的机会，相对来说，也可能会少些发生宫外孕的情况。

对于已经发生过宫外孕的患者，目前没有预防再次宫外孕的方法。怀孕后在停经40天左右做超声检查有利于早期排除异位妊娠。

# 孕期发现甲状腺功能异常怎么办？

随着近年来不孕不育、自然流产和稽留流产等各种疾病的发病率增加，人们对甲状腺疾病的重视程度也越来越高，很多育龄女性在备孕时就知道要检查甲状腺功能，以便排除甲状腺疾病对怀孕的影响。但有些孕妈妈孕前没有检查甲状腺功能，到了孕期检查发现甲状腺功能异常时就非常着急。下面，我们就给大家支支招：孕期发现甲状腺功能异常怎么办？

## 什么是甲状腺？

甲状腺分布在我们的颈部，就在我们通常所说的"喉结"旁边，是我们人体重要的内分泌腺体之一，与我们身体的正常运转密切相关。对我们女性同胞而言，更是至关重要。一方面，女性的正常月经受到甲状腺激素的影响；另一方面，在怀孕以后，体内对甲状腺激素的需求量也发生改变，容易产生孕期的甲状腺疾病。

## 什么是甲状腺功能异常？

甲状腺功能异常，简单地说就是我们体内甲状腺激素分泌的水平不正常。当体内分泌的甲状腺激素过多时，就是甲状腺功能亢进（简称"甲亢"）；而当体内甲状腺激素分泌太少时，则是甲状腺功能减退（简称"甲减"）。无论是甲亢或是甲减，都可能对孕妈妈和宝宝产生不良的影响。

## 孕期合并甲减怎么办？

根据最新的《妊娠和产后甲状腺疾病诊治指南》中的数据显示，在美国，妊娠期甲减的患病率为0.3%~0.5%，而在我国报告的患病率为1.0%，也就是说大约每100个孕妇里面，就有一个会出现妊娠期甲减。

那妊娠期甲减对怀孕会产生什么不良影响呢？研究表明，对于甲减或者亚临床甲减的孕妈妈，出现不孕、流产、早产、死胎等这些不良孕期反应的风险性会随之升高。另一方面，由于胎儿的神经系统发育也依赖于甲状腺激素，所以，对胎儿神经智力发育也可能会有不良影响。

一听说这些，孕妈妈就着急了，有这么多的影响，是不是孕期发生甲减孩子就不能继续要了呢？其实不然！既然是孕期甲状腺激素减少引起的，我们可以通过补充甲状腺激素，来降低这些由甲减导致的不良孕期反应发生的风险。

那么怎么补充呢？很简单，就是吃药，吃一些去甲状腺素钠片等甲状腺激素制剂补充身体缺乏的甲状腺激素就可以了。虽然说是药，但是这些药物所含的成分就是甲状腺激素，和我们人体正常分泌的甲状腺激素几乎是一样的，只要吃的量适宜，这些药物本身并没有副作用，更不会对宝宝产生不良的影响；相反，不吃反而

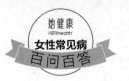
对宝宝不好。所以，当有需要的时候，大可放心去吃。

那么，这药究竟吃多少、吃多久才算合适呢？这要根据抽血化验的甲状腺激素水平测定来决定，并且不同的孕期药量还要进行适当的调整，所以一旦发现孕期的甲状腺功能减退，应当在医生的指导下服用药物，而且不能随意地停药或自行增减药量。

## 孕期合并甲亢怎么办？

当孕期分泌的甲状腺激素过多时，我们就称为妊娠期合并甲亢。但这其中有一部分是由于怀孕期间体内的激素水平变化所引起的，称为"妊娠甲亢综合征"，并不是真正的甲亢，需要我们进行鉴别。

妊娠甲亢综合征通常发生在怀孕的前半期，表现为一过性的，与怀孕的时候产生HCG增多，过度刺激甲状腺激素产生有关，与严重的早孕反应（恶心、呕吐）等也有一定的关系。

怎么样判断是不是真正的甲亢呢？可以通过血液检查，妊娠甲亢综合征除了一个被称为促甲状腺素（TSH）的指标降低以外，通常不会有血液其他指标的变化，特别是诊断甲状腺疾病的一些特异性的抗体不会发生变化。这种疾病通常不需要进行治疗，大部分孕妈妈在怀孕14~18周后进行复查，复查时正常就可以了。

而另外一种，就是由甲状腺自身病变引起的真正的甲亢。很多孕妈妈没有明显的症状，或者出现一些体重减轻、心慌、手抖、失眠、脾气暴躁等这些易被误认为是怀孕反应的早期症状，抽血检查的结果除了TSH降低，T3、T4升高之外，还合并有促甲状腺激素受体抗体（TRAb）的升高。

和孕期合并甲减类似，怀孕期间严重的甲亢也会增加胎儿早产、流产等这些孕期不良反应发生的风险。所以，对于在怀孕过程中才发现得了甲亢的孕妈妈，也可以通过吃抗甲状腺药物进行治疗。只是这些抗甲状腺药物对孕妈妈和宝宝都存在一定副反应的风险，需要孕妈妈慎重选择。对于最终决定接受服用抗甲状腺药物的孕妈妈，一般在刚开始服药的时候，需要每隔2~4周复查血中的激素水平，来评估甲亢控制的情况；待甲状腺功能稳定以后，就可以把复查间隔时间延长到4~6周，再根据甲状腺功能的情况来慢慢减少药量。

## 孕期发现甲状腺功能异常后，饮食上需要注意什么呢？

很多孕妈妈在发现自己甲状腺功能异常以后都很着急，害怕我们通常所说的含碘量高的食物不能吃，那到底是不是这样呢？其实不是的。

　　怀孕期间，孕妈妈和宝宝对甲状腺激素的需求都增多，因此所需要的碘的摄入量也应适当增加。整个孕期可以适当补充一些含碘化钾的复合维生素来维持孕期所需要的碘，有一些孕妇专用的维生素可以满足这种需求。但是，碘也不是吃得越多越好，有些人以为怀孕需要多摄入碘，就天天吃那些含碘高的食物，这样做也是不妥的。我们建议正常饮食情况下可以每周补充1~2次的海产品，常见的海带、紫菜、虾皮都可以。

　　所以孕期合并甲状腺异常并没有那么可怕，对症处理好，一样可以平平安安地度过孕期哦。

# 孕中期产检那些事

　　终于熬到孕中期了，没有出现孕吐、没有见红，传说中最舒服的孕中期，准妈妈们是不是感觉心情不知不觉变好了很多呢。在医学上，第14~27周末称为中期妊娠，此期是胎儿发育的关键期，也是孕期检查的重要时期。通过孕中期检查，孕妈妈可以了解自己和胎儿的健康状况，那么我们就来聊一聊孕中期产检的那些事吧。

## 孕中期的检查很多，你知道多少?

　　在怀孕16周的时候，需要进行唐氏综合征筛查、腹部B超检查。若唐氏筛查异常或错过时间，可以选择无创DNA检测，若仍有异常，必须进行羊水穿刺产前诊断，排除胎儿是唐氏儿的风险。

　　怀孕20~24周，需要做第一次胎儿系统排畸检查。

　　25~27周需要进行妊娠期糖尿病筛查。

　　当怀孕28~30周时，需再次进行彩超排畸检查，了解胎儿是否存在四肢、心脏等畸形，以及了解胎儿发育状况。同时要评估血压、肝肾功能，是否有贫血或血小板减少症等。若全身皮肤瘙痒，需查胆汁酸判断是否为妊娠期肝内胆汁淤积症，监测宫高、腹围，全面评估胎儿生长发育状况。若合并内科疾病，如糖尿病、高血压、心脏病、甲状腺功能亢进或减退等，则需到内科进行相关治疗。

### 孕中期如果发现白带异常，甚至伴有瘙痒、异味，应怎么办？

由于孕期体内性激素水平升高，孕妇的阴部、阴道、宫颈血流旺盛，组织水分增多，同时分泌物也增多。怀孕的月份越大，白带量也会越多，所以许多孕妇会感觉阴部潮湿，这是妊娠期的正常现象。对于孕妇来说，由于孕期阴道里的乳酸菌减少，原有的菌群平衡被打破，阴道pH会上升，导致各种病菌生长，因而会引起感染，引发各种妇科炎症。

如果白带呈现泡沫状并有难闻的气味，那么可能是由滴虫感染引起的。如果白带呈豆渣样增多，且外阴肿胀疼痛，则可能是由霉菌性阴道炎引起的。这时候不要惧怕妇科检查和一些阴道检查会给胎儿带来影响。简简单单一个常规的白带检测就可以找出病因，并进行针对性的治疗。拖延、忍受、不治疗，还可能使阴道细菌上行感染到胎儿，或子宫内膜受到损伤，甚至到中晚期的时候发生胎膜早破，胎儿不得不被迫流产或早产，这样就得不偿失了，而且很多治疗阴道炎的药物在孕期是可以安全使用的。

### 孕中期阴道出血，该怎么办呢？

很多准爸爸妈妈以为过了前3个月胎儿就已经稳定了，所以到孕中期可能会忍不住同房，外力的作用会导致轻度的胎盘胎膜剥离，从而造成阴道出血。严重者，可能会导致大面积胎盘剥离，这样一来胎儿就危险了。或者由于胎盘的位置偏低，甚至完全盖住宫颈内口，也就是我们常说的"前置胎盘"的情况，这种情况最容易在孕中晚期频发出血。所以任何情况的阴道出血都不容忽视。即使出血已经停止，也应该立即到医院就诊，寻找病因，以便对症治疗。

### 产检时发现血压升高，怎么办？

如果妊娠前无高血压，妊娠后血压升高，就必须警惕了。高血压不仅危害母亲健康，只要有血管的地方，脏器就会受到影响，从头到脚都无一幸免，只是表现形式不一样。血压过高，孕妇会有头晕、头痛、眼花、心慌、胸闷、双腿双脚水肿，甚至心力衰竭的症状等这些表现都是能被感知的。但其实脑、肝脏、肾脏功能也会受到影响，包括看不见的血小板减少、颅脑出血、内脏出血，最严重的莫过于血压太高引起抽搐，专业上称之为"子痫"——产科的"魔怔"，所有产科医生都害怕。因为妈妈的生命不能保证，更不用说孩子的安危了。因为胎盘就是遍布血管的器官，妊娠高血压疾病会对胎盘造成供血不足，这样必然影响胎儿的生长发育，体重减轻。如果在此基础上再发生血管内栓塞，则更易促使胎儿窒息甚至死亡。

孕期一旦发现血压升高，必须积极管控，一旦确诊为妊娠期高血压，须密切观察，必要时，需要降压药来稳住血压，孕妇饮食上要清淡，多食高蛋白食物，保证充足睡眠，避免情绪波动。千万不能让疾病发展到不可收拾的地步。

## 孕中期怎么吃，才能让宝宝获取足够的营养呢?

孕中期胎儿正在迅速成长的过程当中，对各种营养物质的需求会相应增加。孕妇需要补充大量的能量，并均衡饮食，注重营养。按照均衡膳食营养补充的金字塔进行，谷物一般6~11份，蔬菜、水果3~5份，牛奶、奶制品、肉等蛋白质类2~3份。脂肪、甜品少量摄取一点即可。

孕妇应注意均衡营养切勿大量进食，避免孕中期增重过快以及孕期超重现象的发生，有利于预防巨大儿也有益于产后恢复身材。孕中期的体重一般是控制每周增加0.3~0.5kg。孕期合理补充复合维生素，适当补铁、补钙可让宝宝更聪明。

## 孕中期如何胎教?

所有的父母都希望自己的孩子聪明健康。孕中期胎教必不可少，孕妈妈可以坚持三大原则。

原则一：跟宝宝多交流，夫妻间多交流，这样宝宝会有好的性格，因为胎儿6个月以后，就已经能够把感觉化为情绪，准妈妈一定要时刻当好老师，塑造胎儿良好的性格。

原则二：准妈妈孕期要多动脑，对宝宝会有益处。作为职场妈妈，如果情况允许，可以坚持上班到分娩哦。只有妈妈保持旺盛的求知欲，胎儿大脑神经细胞会不断地接受刺激，促进发育。

原则三：勤运动，宝宝会有好心情，胎教还有一个很重要的方面就是运动，从5~6个月开始，孕妈妈可以每天坚持步行20分钟左右，步行的时候可以看看周围的风景，孕妈妈保持良好愉快的心情，宝宝也会得到更多的氧气和更多快乐哟。

愿每个准妈妈顺利度过孕中期！

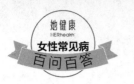

# 你了解胎动那些事吗？

胎动是宝宝向妈妈传递的一个重要信息，正常胎动是胎儿向妈妈报平安的一封特别的家书，在宝宝出生之前，准妈妈是靠着感知宝宝各种各样的胎动来了解宝宝生活规律的，而肚子里的宝宝也是通过这样的"拳打脚踢"来和妈妈进行聊天的，当准妈妈第一次感受到胎动的时候，一定会觉得特别激动和幸福。

## 胎动是什么样的呢？

简单地说，胎动就是胎儿在妈妈子宫里面的活动。

## 胎动是什么时候形成的呢？

实际上，胎动在怀孕50天左右胎儿形成的时候就已经存在了，只不过当时因为胎儿比较小，再加上有羊水的阻隔，孕妈妈通常是感觉不到的。一般说来，怀孕16~18周时，随着宝宝四肢发育健全，胎动更为活跃，大部分准妈妈就可以第一次感觉到胎动了。刚开始感觉的胎动是若有若无的，因为这个时候宝宝运动量不是很大，动作也不激烈，准妈妈通常觉得这个时候的胎动像蝴蝶轻飞，像鱼儿在游泳或者是咕噜咕噜吐泡泡，与胃肠蠕动或饿肚子的感觉有点像。没有经验的孕妈妈常常会分不清楚。慢慢地准妈妈就会感觉到宝宝的胎动变得越来越有劲、越来越有规律，随着宝宝的发育，宝宝拳打脚踢的幅度会变得越来越大，一般说来，在怀孕32~33周的时候，宝宝的胎动会达到高峰。宝宝越来越大，身体越来越强壮，这个时候准妈妈就会注意到宝宝胎动的频率明显增加，比早期的胎动更加明显，而且胎动的方式也变得多种多样了。宝宝在妈妈肚子里的动作是千变万化的，有时候会撅屁股，有时候会翻身、翻跟斗、活动手臂、蹬腿、晃头、打嗝、吃手指等，所以说准妈妈的胎动感觉也是多种多样的。

## 宝宝的胎动是一种语言吗？

宝宝不同的胎动是在告诉妈妈不同的情况，比如说胎动像波浪一样蠕动，是宝宝在告诉妈妈我吃饱了、睡够了，心情很好；如果感觉到胎动同时好几个方向鼓起来是宝宝在告诉妈妈我在伸懒腰；如果胎动力度很大，或者是很突然的一下是宝宝在告诉妈妈我被吓到了；如果胎动很有节律地持续不停是宝宝在告诉妈妈我在打嗝；如果胎动一下这边鼓起来，一下那边鼓起来，是宝宝在告诉妈妈我在翻身。

通过胎动能了解到宝宝这么多不同的信息，准妈妈是否觉得很有趣呢？

## 宝宝胎动的时候，妈妈可以做些什么吗？

准妈妈在发现宝宝胎动的时候可以跟宝宝互动，比如轻轻地抚摩肚皮告诉宝宝：宝宝，我是妈妈。吃饭的时候可以告诉宝宝：宝宝，我们吃饭了。在散步的时候可以告诉宝宝：宝宝，我们在散步，外面风景很好，这边有红花，那边有绿草，天上还有小鸟在飞呢！

如果是准爸爸在抚摸肚皮，妈妈可以告诉宝宝：宝宝这是最爱你的爸爸。这时候准爸爸可以跟宝宝说说话、讲讲故事，这样可以增加亲子交流。

当宝宝受到惊吓时，准妈妈记得安抚一下宝宝，你可以轻轻地抚摸肚皮，告诉宝宝外面发生的事，比如打雷了、放鞭炮了，告诉宝宝不要怕，妈妈会保护你的，当宝宝感受到母亲的爱意，自然而然会产生更大的安全感。

除了和宝宝亲子互动以外，还要了解胎儿的宫内情况。数胎动是妈妈了解胎儿宫内情况最好的办法。如果胎动正常说明宝宝在子宫内的情况是良好的，如果胎动出现异常很可能是胎儿在妈妈肚子里缺氧了。比如之前我们就遇到一个孕妈妈数胎动的时候发现胎动频繁，立即去医院检查，结果发现胎心变慢，宝宝缺氧了，便立刻进行剖宫产手术。还好妈妈发现及时，医生处理及时，宝宝才得以安全出生。

因此，准妈妈要通过数胎动来进行监护，每天掌握胎动的变化随时了解宝宝在妈妈肚子里是否安全，这样可以及时发现问题，及时到医院处理。

## 数胎动很重要，你们知道正确数胎动的方法吗？

每个宝宝的胎动是不一样的，胎动的幅度和次数也有一定的差异，所以准妈妈数胎动的关键是找到自己宝宝的规律，不用盲目地跟别的准妈妈去比较。怀孕28周时，准妈妈就要开始数胎动了，每天早上、中午、晚上各数1个小时的胎动，时间要相对固定。

刚开始数胎动的时候，准妈妈往往会分不清楚怎样算一次胎动，简单地说，宝宝连续地动1次算1次胎动，比如宝宝有时候连续地翻身打滚动了半分钟左右，这样算1次胎动。有时候宝宝用小脚轻轻地踢了你一下，只有1~2秒钟就安静了，这也算1次胎动，5分钟以内，所有的胎动都算为1次。一般来说每小时胎动为3~5次，我们将一天3次数得的胎动数相加再乘以4就是12小时的胎动数了。

## 12小时胎动多少次算正常呢?

一般在30~50次。不过有些宝宝胎动比较活跃,12小时可达100次左右。只要胎动有规律、有节奏,变化不大时,说明胎儿的活动是正常的。

计数胎动时孕妈妈可采用左侧卧位或坐位,环境要安静,思想要集中,心情要平静,这样测得的数据会更加准确。通常来说,如果每小时胎动不到3次或者12小时胎动不到20次就要引起注意了,如果12小时胎动不到20次或12小时胎动增加一倍或不到一半,都表明胎儿有危险。如果在一段时间内胎动特别多,表明胎儿有宫内缺氧的危险。如果胎动明显减少,直至停止,这是胎儿重度窒息的提示。

## 常见的异常胎动有哪几种?

异常胎动往往提示母儿存在病理状况或功能障碍,常见的异常胎动有以下几种情况。

第一种情况是胎动减少。胎动减少主要跟子宫血管受压、妈妈发热、脐带受压等因素有关。这些因素可引起胎盘子宫的血流量减少,造成宝宝胎动减少。

第二种情况是宝宝急速胎动后突然停止。这可能是胎儿翻身打滚时脐带打结、脐带扭转,血液无法流通到胎盘所引起的。

第三种情况是胎动出现较晚、较弱。这可能是由于胎盘功能不好引起的,比如严重的高血压、糖尿病、贫血,都可造成胎盘功能减退,从而引起胎儿缺氧,宝宝长时间缺氧就会使胎动减弱减慢。

第四种情况是胎动突然加剧随后慢慢减少。这可能是因为宝宝受到了外界刺激如噪声、雷声,被吓到引起的。

宝宝出生之前的每一次胎动都是准妈妈和宝宝之间的亲密对话,也是准妈妈了解宝宝健康与否的晴雨表,因此准妈妈一定要重视胎动,坚持每天数胎动,如果发现胎动异常,要及时去医院。

# 今天你胎教了吗?

近20年来,欧美一些国家纷纷成立了胎教研究机构和胎教中心,致力于胎儿智力、体力的全面开发,取得了令人瞩目的成绩。据文献报道,美国一位医生创办了"胎儿大学"，设有语言、音乐、体育等科目。在其学生中，有的新生儿2周就能发出"爸爸"的音节，有的孩子4岁就能掌握两种语言。日本一位学者的研究表明，在100余名接受正确胎教指导和训练的孕妇所生的孩子中，有71%的孩子智力超群。

人类的学习是通过听觉、视觉、味觉、嗅觉和触觉五种感觉过程的学习。胎儿也是如此，正是由于胎儿具有了这五种感觉，才使人类认识到胎教的重要性。

## 什么是胎教?

胎教，一方面是胎，一方面是教，它是胎与教相结合的学问。胎是受教育的实体，教是指胎儿在母体内能受到各方面的感化并接受教育、教养之意。胎教是指孕妇在各方面有意识地、主动地采取一些相应的措施，对胎儿进行良好影响的方法。

## 胎儿是怎样通过五种感觉学习的?

### 1. 胎儿的视觉

胎儿的视觉是在孕期第13周形成，但胎儿并不睁眼。胎儿对光很敏感，在4个月时就出现了对光的反应。到第8个月时，胎儿尝试睁开眼睛。

### 2. 胎儿的触觉

胎儿的触觉发育较早。隔着母体触摸胎儿的身体，胎儿就会做出相应的反应。胎教中通过抚摸训练，可使胎儿的灵活性得以锻炼。

### 3. 胎儿的听觉

胎儿10个月时，每天都会伴随着母体心脏的跳动声、血液的流动声、肠道的蠕动声等音度过。胎儿对母体之外的声音更感兴趣，比如美妙的音乐声、风吹雨打声、汽车的喇叭声、小动物的叫声等，他们都是很欣赏的。

### 4. 胎儿的味觉和嗅觉

胎儿的味觉在孕期26周形成，从第34周开始胎儿喜欢喝带甜味的羊水。胎儿在母亲的体内用不上嗅觉，但出生前嗅觉已发育成熟，出生后马上就有嗅觉感知能力，只是不会表达到位。不像味觉那样爱喝甜水，喝苦药就会有咧嘴的表现。

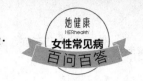

### 胎教最佳时期是什么时候？这时候怎样胎教？

孕4个月开始，胎儿对来自外界的声音、光线、触动等单一刺激反应更为敏感，是胎教的最佳时期。若我们借助胎儿神经系统飞速发育的阶段，给予胎儿各感觉器官适时、适量的良性刺激，就能促使其发育得更好，为出生后早期教育的延续奠定良好的基础。

（1）开始听觉训练：此阶段胎儿的听神经与听觉系统迅速发育，夫妇双方或孕妇可以很好地利用这一段时间，有意识地对胎儿进行相应的听觉训练。例如，可以给胎儿播放优美抒情的乐曲；把胎儿作为一个听众，与他聊天，给他讲故事、朗读诗歌，尤其准爸爸可以与胎儿进行有意义的对话等。这些方法可以刺激胎儿的听觉发育，而且对孩子未来的听力很有帮助。注意，为胎儿选择胎教音乐时，应避免高频率音乐对胎儿听力的影响。

（2）开始触觉与动作协调训练：此阶段胎儿的神经系统发育迅速，胎儿对触觉与力量付出很敏感。此时，夫妇双方可对胎儿进行动觉、触觉训练。例如，轻拍打和抚摸腹部，与胎儿在宫内的活动相呼应、相配合，使胎儿对此有所感觉；按时触摸或按摩孕妇腹部，可以建立与胎儿的触摸沟通，通过胎儿反射性的躯体蠕动，促进其大脑功能协调发育，尤其有助于提高孩子未来的动作灵活性与协调性。

### 如何音乐胎教？

孕妇可以聆听使身心舒适的音乐："胎教音乐会"每星期举办一次，让准妈妈听电子琴的演奏，每次听40分钟，然后测量胎儿的胎动或心跳数有何变化。有些曲子会引起胎动得厉害。音乐三要素为旋律、节奏、和音，胎儿虽然能听见声音，但这时只能听懂"节奏"，在出生3个月后，他们才能听懂"旋律"与"和音"。跟妈妈心脏节奏相似的莫扎特的曲子，可以让胎儿有安全感，可以说是对胎教有益的音乐，但是若孕妈妈不喜欢听，也不用勉强自己。有些孕妈妈听到自己喜欢的爵士音乐时，有些胎儿也会跟着活动。其实不论是莫扎特的曲子还是爵士乐，只要孕妈妈喜欢，又能引起胎儿共鸣，就是一种良好的胎教。

### 胎教的作用有哪些？

#### 1. 胎教能促进胎儿大脑健康发育

由于胎教的内容情感化、艺术化，融形象和声音于一体，从而可促进胎儿右脑的发育，使孩子出生后知觉和空间感灵敏，更容易具有音乐、绘画，空间鉴别等能力，并使孩子情感丰富、整体和几何，以及形象思维活跃，直觉判断正确。同时，胎教给胎儿大脑以新颖鲜明的信息刺激，具有怡情养性的作用，从而又有利于胎儿大脑的健康和成熟。

**2. 胎教还有利于胎儿大脑潜能的全面开发**

由于胎教重视情感化和形象化，可使胎儿的语言学习和数学等知识学习变得容易，这样也就调动了左脑的功能，使左右脑功能得到互补，使胎儿出生后大脑的潜能得以更好地发挥和利用。

**3. 胎教有利于胎儿的心理健康**

胎教给胎儿的心理影响是积极的、能动的，不仅有利于胎儿的感知能力的培养，而且有利于胎儿情感接受能力的培养，使胎儿未出世就容易在感知、情感等方面和父母相互沟通和交流。触摸胎儿时，胎儿能做出相应的动作；为胎儿播放音乐或唱歌时，胎儿能变得安宁，这都是感知能力和情感接受能力的体现。这两种能力是基本心理功能，有了这两种能力，胎儿出生后在成长过程中就能更好地接受审美教育，具有想象、直觉、顿悟和灵感能力，并具有情感体验、调节和传达能力，可使孩子心理得到健全发展。

# 你了解妊娠期高血压吗？

妊娠期高血压疾病是妊娠期所特有的疾病，多数病例在妊娠期出现一过性高血压、蛋白尿症状，分娩后即随之消失。该病严重时会出现抽搐、昏迷甚至死亡，医学上称为"子痫"。它严重地威胁着母亲和胎儿的生命安全。由于发病原因尚不清楚，因此难以完全避免。不过，如果已证实患了妊娠期高血压疾病，你也不必过分担心，只要定期做产前检查，及早治疗，好好休息，病情多半是可以得到控制并好转的。

## 究竟血压高于多少为妊娠期高血压？

持续血压升高至收缩压≥140mmHg和/或舒张压≥90mmHg，舒张压不随患者情绪变化而剧烈变化是妊娠期高血压诊断和评估预后的一个重要指标。若间隔4小时

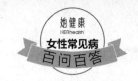

或4小时以上的两次测量舒张压≥90mmHg，可诊断为高血压。为确保测量准确性，袖带应环绕上臂周长至少3/4，否则测量值偏高；若上臂直径超过30cm，应使用加宽袖带。

### 孕期的蛋白尿可怕吗？

蛋白尿是指24小时内尿蛋白量≥300mg或相隔6小时的两次随机尿液检查中尿蛋白浓度为30mg/L（定性"+"）。蛋白尿在24小时内有明显波动，应留取24小时尿作定量检查，应避免阴道分泌物或羊水污染尿液。泌尿系感染、严重贫血、心力衰竭和难产也可导致蛋白尿。如果你发现自己出现了蛋白尿，应区分是由污染引起的，还是由疾病引起的，需进一步检查病因。

### 孕期体重突增可能为子痫前期的信号？

体重异常增加是许多患者的首发症状，孕妇体重突然增加，每周增加大于0.9kg，或每4周增加大于2.7kg，是子痫前期的信号。此外如果孕妇出现了自踝部逐渐向上延伸的凹陷性水肿，经休息后不缓解。这时也需要咨询产检医生。

### 妊娠期高血压疾病严重时会出现什么症状？

血压升高，收缩压≥160~180mmHg和/或舒张压≥110mmHg；24小时尿蛋白>5g，或随机尿蛋白+++以上；可发生妊娠期高血压心脏病、肺水肿、脑出血、凝血功能障碍、急性肾功能衰竭、HELLP综合征（溶血、肝酶升高、血小板减少）、胎盘早剥、产后出血、产后血液循环衰竭，甚至发生子痫，子痫抽搐进展迅速，前驱症状短暂，表现为抽搐、面部充血、口吐白沫、深昏迷；随之深部肌肉僵硬，很快发展成典型的全身高张阵挛惊厥、有节律的肌肉收缩和紧张，持续1~1.5分钟，其间患者无呼吸动作；此后抽搐停止，呼吸恢复，但患者仍昏迷，最后意识恢复，但困惑、易激惹、烦躁。

### 妊娠期高血压疾病对胎儿有什么影响？

可致胎儿生长受限、胎儿宫内窘迫、胎死宫内、死产、早产、新生儿死亡。

### 如何预防妊娠期高血压疾病的发生？

（1）在妊娠早期进行定期检查，主要是测血压、查尿蛋白和测体重。

（2）注意休息和营养。心情要舒畅，精神要放松，争取每天卧床10小时以上，并以侧卧位为佳，以增进血液循环，改善肾脏供血条件。孕妇应进食富含蛋白质、维生素、铁、钙、镁、硒、锌等微量元素的食物及新鲜蔬果，减少动物脂肪及过量盐的摄入。补钙可预防妊娠期高血压疾病的发生、发展，国内外研究表明，妊娠20周开始，每日补钙1~2g，可有效降低妊娠期高血压疾病的发生。

（3）及时纠正异常情况。如发现贫血，要及时补充铁质；若发现下肢水肿，要增加卧床时间，把脚抬高休息；血压偏高时要按时服药。症状严重时要考虑终止妊娠。

（4）注意既往史。曾患有肾炎、高血压等疾病，以及上次怀孕有过妊娠高血压综合征的孕妇，要在医生指导下进行重点监护。

# 妊娠期糖尿病是准妈妈的甜蜜负担吗？

妊娠期糖尿病主要是指在怀孕前没有，而怀孕后才引发的糖尿病，它是由于妊娠期一系列生理变化造成糖代谢异常而引起的。

非孕期空腹血糖≥6.1mmol/L者，诊断为糖尿病；孕期空腹血糖≥5.1mmol/L者，就可诊断为妊娠期糖尿病。好多人都认为孕期血糖会偏高，其实这是一个误区。

我国多采用75g糖耐量试验，指空腹12小时后，口服葡萄糖75g，其正常上限为：空腹5.1mmol/L，1小时10.0mmol/L，2小时8.5mmol/L。其中任何一点达到或超过上述标准，即可诊断为妊娠期糖尿病。

## 妊娠期糖尿病早期有什么症状？

### 1. 饥饿感

是妊娠期糖尿病早期常见的症状，但许多人认为，孕妇是一个人的嘴巴，两个人的饭量，所以很容易感到饥饿，因此这个症状常常会被忽略。

### 2. 口渴

在妊娠期糖尿病早期时，孕妇常常容易出现不明原因的口渴，不停喝水仍感到口干，这并不是正常的妊娠反应，孕妇需警惕是否患上了妊娠期糖尿病。同时，因为口渴导致饮水量增多，加上胎儿压迫膀胱，孕妇时常感到尿频，上厕所的次数大

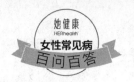

大增加。

### 3. 皮肤瘙痒

患了妊娠期糖尿病的孕妇容易感到皮肤瘙痒，明明没有皮疹等症状出现，但皮肤特别容易干燥瘙痒。由于冬天皮肤易干燥，夏天有蚊虫叮咬，所以这个症状也常常被孕妇忽视。

### 4. 容易感到疲乏

疲乏可能是糖尿病导致的，也可能是怀孕劳累导致的。当孕妇时常感到劳累时，需要观察自己是否同时出现其他妊娠期糖尿病的病征。

### 5. 头晕

糖尿病患者很容易发生血糖低的症状。有的孕妇会头晕，甚至晕倒。这个时候就一定要去医院验血糖了。

## 妊娠期糖尿病有哪些并发症呢？

由于妊娠期糖尿病早期症状和妊娠反应类似，在早期很难被发现。妊娠期糖尿病一旦拖延，病情严重的话会导致胎儿畸形甚至死亡的概率增大。因此，孕妇一旦发现自己同时出现上述症状时，应马上引起注意，及早到医院检查。

妊娠期糖尿病对孕妇及宝宝的健康都有很大的影响。

### 1. 对孕妇的影响

（1）妊娠高血压综合征发生率是正常孕妇的2~4倍。

（2）可使胚胎发育异常甚至死亡，自然流产率可达15%~30%。

（3）继发感染是糖尿病的主要并发症。

（4）羊水过多，可诱发孕妇心肺功能不全。

（5）患妊娠期糖尿病后，可使巨大胎儿发生率明显增加，进一步加大了难产、手术产的几率。

再次妊娠时，妊娠期糖尿病复发率高达33%~56%，未来患2型糖尿病的机会增大。有研究表明，患妊娠期糖尿病的女性未来患2型糖尿病的概率是25%~60%。

### 2. 对胎儿的影响

（1）过多的糖分会使胎儿长得比较大，容易产出体重超过4kg的巨大儿。

（2）可使胎儿骨骼、心血管和中枢神经系统发生畸形。

（3）胎儿生长受限容易发生胎儿宫内缺氧，严重时可造成死胎。

（4）新生儿易发生急性呼吸窘迫综合征等并发症，死亡率增高。

（5）新生儿患高胰岛素血症的危险增大，发生代谢综合征的概率增高。

## 妊娠期糖尿病怎么预防？

### 1. 高纤维饮食

研究显示，女性吃高纤维饮食有助于降低孕期糖尿病风险。其中全麦面包、橘子、苹果、扁豆、糙米、西兰花和菠菜中都含有丰富的纤维。

### 2. 健康饮食

除了多吃高纤维食物外，其他饮食物也必须健康。要少吃油腻食物，多吃水果、蔬菜、鱼类、瘦肉、豆类、全谷食物、低脂或脱脂牛奶和奶酪等。

### 3. 注意饮食分量

注意健康饮食的同时，还需注意饮食的分量。吃得太多容易长胖，而体重过胖是导致孕期糖尿病的因素之一。注意饮食分量和食物健康是让孕妇达到和保持健康体重的重要步骤。

### 4. 多喝水

不要喝苏打饮料或者热量过高的饮品。最好多喝水，水是健康的饮料，它可以帮助控制热量。

### 5. 体育锻炼

每天至少锻炼30分钟，一个星期坚持5天。运动是预防孕期糖尿病的最好方法，它有助燃烧热量和降低体重。同时，保证血糖水平维持正常的范围。怀孕期间，散步是最简单的运动方法。

## 妊娠期糖尿病这么危险，该怎么办呢？

应首选饮食和运动治疗，如仍控制不住，则需加用药物，此时就需要住院治疗了，在专业医生的指导下应用药物治疗。孕期常用的药物包括胰岛素、二甲双胍和格列本脲；大多数口服药物可通过胎盘或缺乏长期安全性数据。由于非胰岛素类药物缺乏长期安全性数据，因此胰岛素是孕期糖尿病的首选药物。

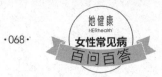

# 唐氏筛查、无创DNA、羊水穿刺，该如何选择？

随着科学的进步，医学界对胎儿染色体异常的检测方法也在不断地进步，除了传统的唐氏筛查、羊水穿刺外，现在又出现了一种被称为"无创DNA"的新技术，那么这三种方法有什么不同，又各有什么优缺点呢？

## 什么是唐氏筛查？

唐氏筛查，是主要针对"唐氏综合征"这种最常见的染色体异常所做的检查。"唐氏综合征"又叫作21-三体综合征、先天愚型，是说患儿的第21对染色体比正常人多出了1条（正常人为2条），是最常见的染色体非整倍体疾病。所生出的患儿一般智力低下，可伴生殖器官、心脏、消化道、骨骼畸形，免疫力低下等多种并发症。

唐氏筛查，就是通过抽取孕妇的血清，检测母体血清中相关指标的浓度，并结合孕妇的预产期、体重、年龄和采血时的孕周等，计算生出包含21-三体、18-三体、神经管畸形在内的先天缺陷胎儿危险系数的检测方法。

## 什么是无创DNA？

无创DNA是一种无创产前检测方法，该技术2010年开始进入临床。原理很简单，胎儿的细胞通过胎盘会渗透到母血中，被母体免疫系统破坏，胎儿的DNA就会残留下来。该技术利用基因高通量检测方法，抽5ml的母血，就足够检测出胎儿的DNA，从而检测出胎儿的21-三体、18-三体、13-三体这3种常见的染色体疾病的发生率。

## 什么是羊水穿刺？

羊水穿刺，顾名思义就是从孕妈妈的体内穿刺抽取羊水，进行羊水成分分析的一种出生前的诊断方法。羊水穿刺一般在妊娠16~21周进行，通过抽取的羊水可以进行细胞培养做染色体核型分析，可以诊断染色体数目异常或结构异常，还可以通过分子生物学等的手段诊断一些先天性代谢异常或者基因病等，检测的疾病范围较广。

## 唐氏筛查、无创DNA、羊水穿刺的应用范围及条件

三者的应用范围及条件见表4。

表4 唐氏筛查、无创DNA、羊水穿刺的应用范围及条件

| | 唐氏筛查 | 无创DNA | 羊水穿刺 |
|---|---|---|---|
| 适用人群 | 年龄在35岁以下的孕妇 | ①唐氏筛查结果为临界风险的孕妇<br>②有产前诊断手术禁忌证的孕妇<br>③孕21周以上，错过唐氏筛查时间的孕妇 | ①羊水过多或过少的孕妇<br>②胎儿发育异常或胎儿有可疑畸形的孕妇<br>③孕早期接触过可能导致胎儿先天缺陷的物质的孕妇<br>④夫妇一方患有先天性疾病或遗传性疾病，或有遗传病家族史者<br>⑤曾经分娩过先天性严重缺陷婴儿的孕妇<br>⑥年龄≥35周岁的孕妇 |
| 检查时间 | 孕15~21周 | 孕12~23周 | 孕16~22周 |
| 检查要求 | 空腹或少量饮水 | 无 | 术前相关检查 |
| 检查方法 | 抽取母体静脉血 | 抽取母体静脉血 | 抽取羊水 |
| 筛查疾病 | 21-三体、18-三体、神经管畸形 | 21-三体、18-三体、13-三体 | 染色体异常、代谢性疾病、基因病等 |
| 筛查价格 | 百元左右 | 2000元左右 | 2000元左右 |
| 不适用人群 | ①年龄≥35周岁的孕妇<br>②双胎妊娠孕妇 | ①孕周<13<br>②有染色体异常胎儿分娩史或夫妇一方有明确染色体异常<br>③1年内接受异体输血、移植手术或免疫治疗等孕妇<br>④胎儿超声检查提示有结构异常，需进行产前诊断者<br>⑤各种基因遗传病高风险的孕妇<br>⑥患有恶性肿瘤的孕妇<br>⑦医生认为有明显影响结果准确性的其他情形 | ①孕妇曾有流产征兆<br>②术前24小时内两次体温在37.5℃以上者 |
| 疾病检出率 | 70%左右 | 95%左右 | 100% |

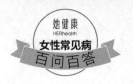
### 孕妈妈应如何选择呢?

首先,唐氏筛查是经过检验的筛查唐氏儿的有效方法。任何孕妇都有可能怀上唐氏综合征的胎儿。唐氏筛查既能缩小羊水检查的范围,又不会遗漏可能怀有唐氏儿的孕妇,建议每一位孕妇都要进行唐氏筛查,做到防患于未然。

无创DNA虽然价格较高,但适用范围相对较广,疾病检出率也较高,在经济条件允许的情况下可以选择。需要注意的是,无创DNA不能筛查胎儿神经管畸形,需要在孕中期结合胎儿结构系统筛查B超进行评估。

羊水穿刺是一种"有创"的检查,虽然很多孕妈妈觉得这是一种手术,有一定的风险,但如果是表4提到的几种适应证,羊水穿刺还是最终的诊断"金标准"。

因此,无论是唐氏筛查还是无创DNA检查,对于胎儿染色体疾病来说都不是最终诊断,在结果为"高风险"的情况下都必须进行"有创的"羊水穿刺来明确最终诊断。

## 三维彩超和四维彩超有什么区别?

到了需要做B超排除胎儿畸形的时候,每个准妈妈都非常紧张,生怕宝宝有什么问题。不少准妈妈问:三维彩超和四维彩超有啥不同?是不是四维更高一级?在忙碌的门诊中,医生往往没时间解释那么多,答得最多的是做三维就够了,小部分准妈妈能够理解,但大部分准妈妈脸上流露出来的是半信半疑的表情。并且,很多准妈妈会最终选择做"高大上"的四维彩超。那三维彩超和四维彩超到底有区别吗?让我们一起来揭秘吧。

### 什么是三维彩超和四维彩超?

所谓的三维或四维超声,医学上称为实时三维超声,它包括了二维超声及彩色多普勒超声的功能,对一些脏器或结构通过超声仪器进行图像重建,形成立体的三维图像。在彩超前面加上三维、四维的字眼,并不代表就是升级成了"贵族版"。三维彩超与四维彩超最大的区别就是四维彩超是动态的,三维彩超是静态的,四维彩超是在三维彩超的基础上,如同放电影一样,展示胎儿即时动态影像,但都是在二维彩超的基础上,目前排查胎儿畸形仍主要由二维超声完成。三维彩超、四维彩超的图像是后期生成的，并不是说观察到的图像就是三维、四维的，而是仍然用二维彩超观察，然后通过仪器中的转换软件将观察到的平面图像转成三维、四维的立体图像，让不懂得B超图像的父母也能看出宝宝模样。三维彩超和四维彩超一样有排畸的作用，高清四维彩超更加精确。但是不是需要做四维超声，准妈妈还是要多听从专业医生的建议。做四维超声更重要的意义是满足准父母的好奇心，其纪念价值大于诊断价值。

## 超声检查能检查出所有胎儿的畸形吗？

有句话叫"理想很丰满，现实很骨感"，这反映了生活中人们的希望与现实之间常存差距，产前超声检查同样如此。超声排畸并非万能，但对这个在妈妈肚子里就可以看到孩子模样的技术，人们往往寄予无限期待。任何医学都有其局限性，超声也是如此，不可能做到百分之百的"明察秋毫"。超声检查受很多因素的影响，如胎儿的位置、姿势、羊水的多少、孕妇腹壁的脂肪厚度等，这些干扰因素会大大降低检查的准确度，从而造成对某些细微结构的误判。且由于超声诊断以形态学为基础，胎儿形态改变不大或无改变时，超声不能诊断，如眼、耳异常，肢体关节屈度、角度异常，以及手指、脚趾异常等。因此，即使超声检查未发现异常，仍不能100%排除胎儿存在问题的可能性。

各位准妈妈们，重要的事情再提醒一下，胎儿排畸一般三维彩超就够了，医生会根据具体情况来决定是否需要进一步做四维彩超检查！

## 孕晚期产检次数更多，你知道吗？

怀孕晚期了，宝宝前期检查都已经合格了，还需要做后面的产检吗？这些产检有必要吗？对于每一位准妈妈来说，孕晚期的产检是十分有必要的，而且都是与自身和宝宝息息相关的。孕晚期是指妊娠28周以后，宝宝已经发育成形，胎盘的位置也已稳固，羊水量也稳定。此阶段宝宝的发育十分迅速，但也会出现很多问题，所以产检很有必要。对于孕妇来说，孕晚期可能会出现妊娠期糖尿病、羊水过多、妊娠期高血压等疾病，如果不定期产检，将会酿成大祸。

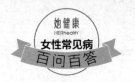
### 孕晚期产检多久需要做一次呢?

对于孕晚期,我们建议28~36周可以2周一检查,37周以后需要1周一检查,如果有孕期并发症或者其他基础疾病,那就需要依照病情增加产检次数了;同时对于孕晚期的宝宝来说,胎动也有一定规律,这是他(她)的一个信号,如果有胎动异常,无论过多还是过少,都需要随时产检。

### 孕晚期产检需要做哪些项目呢?

孕28~36周之间,产检除了基本的体重、宫高、腹围、血压、胎心音检查以外,还需要做超声检查、糖耐量筛查,以及总胆汁酸、尿常规等检查,如果孕妇明显感觉到胎动异常,还需要做胎心监护,了解胎儿宫内情况;37周以后每周都需要增加胎心监护的检查,必要时需要再次复查超声,了解胎儿、胎盘、羊水情况。

### 如果之前没有按时做产检,应怎么办呢?

不管因为什么原因,前期没有定期做产检的孕妇最好立即至医院进行全面的检查,评估胎儿大小是否符合孕周,预产期是否准确,羊水是否有减少;同时也需要检查血压、血糖是否正常,再按照孕周定期产检。

## 孕晚期腹痛、见红怎么办?

各位准妈妈们,首先恭喜您顺利度过了孕早期和孕中期,万里长征,还有最后一站——孕晚期,此时各位准妈妈们可能在身体上或心理上会出现这样那样的问题,不需担心,我们一起来看看遇到这些问题怎么办吧!

### 第一次当妈妈,越接近预产期,我越害怕,怎么办呢?

各位准妈妈,从怀到宝宝那天开始,就是在孕育幸福,越接近预产期就是越接近幸福的时候,定期产检,定期到孕妇学校听课,自己也可以通过书籍了解相关知识,所谓熟悉就不会害怕了,孕妈妈加油!

### 孕晚期，经常有肚子紧紧的感觉，这是正常的吗?

随着孕周增加，子宫张力也随着增大，过了37周，越接近预产期，可能会出现假宫缩，就是孕妈妈感觉到的肚子紧紧的感觉，有时还会有要来月经的下坠感。根据孕妈妈活动的情况，一天的次数不固定，一个小时不会超过10次，这种假宫缩有利于软化宫颈，对分娩是有好处的，但是孕晚期一定要注意胎动哦。

### 孕晚期出现哪些情况，孕妈妈必须马上去医院呢?

（1）有双下肢水肿、自感头晕、头痛或视物不清时。
（2）有心慌、气短或夜间不能平卧时。
（3）孕晚期突然发生阴道大出血或阴道流液。
（4）自觉胎动突然增多，或突然减少，或胎动消失。
（5）孕37周前出现宫缩或阴道出血。
（6）预产期超过1周仍未有宫缩。
（7）出现有规律并逐渐增强的阵痛，间隔5~6分钟，持续30秒或以上。

### 如果突然发生阴道大出血，阴道流液怎么办?

不要慌张，尽量平卧，可以立马拨打120，赶往医院急诊科。总之，怀孕37周后，要准备好待产包（产妇垫、卫生纸、病例本、化验单、身份证等），放在随手可以拿到的地方，无论发生什么紧急情况，都不要太紧张，尽快去医院，相信准妈妈们都能拥有一个健康的宝宝!

### 二胎妈妈，什么时候去医院待产比较合适?

第二胎比第一胎产程进展快、顺产时间短，所以二胎妈妈孕晚期发现肚子有一阵一阵发紧、发硬，像来大姨妈的感觉，只要有规律，时间7~8分钟以内一次，持续时间超过1小时，同时分泌物增多或有血性分泌物，可以考虑做好准备去医院。特别是已经破水的情况下，一旦感觉腹痛明显，间隔时间3~4分钟的时候，可能宫口已开大。与第一胎是有所区别的。

### 如果第一胎是剖宫产，这一胎该什么时候去医院呢?

对于既往只有一次剖宫产手术史的孕妈妈，如果没有上述情况，39周入院待产

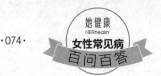
择期剖宫产。如果孕妈妈这胎想选择阴道分娩的话，需孕期产检时在门诊咨询相关情况，未临产的孕40周入院。如果上次剖宫产时间至此次分娩时间小于18个月，可在38周时入院；如腹部切口有压痛或不适可以根据实际情况选择入院时间。有妊娠期并发症（妊娠期高血压、妊娠期糖尿病等）的孕妈妈一定要定期正规产检，根据实际情况决定何时入院。

总之孕晚期出血腹痛、见红，不要慌，不要着急，要及时就医。

# 顺产和剖宫产，你知道多少？

足月了，该生产了，不少准妈妈一边开心着，一边担心着，自己生不出来怎么办？自己生是不是很痛？如果直接剖宫产的话，对自己身体有没有影响？对宝宝好吗？我到底是自己生还是直接剖宫产？

不要太焦虑了，我们先来了解一下顺产和剖宫产，了解之后相信你会做出正确的选择。

## 顺产好，还是剖宫产好？

在没有剖宫产指征的情况下，顺产当然更好。

## 顺产的好处有哪些呢？

（1）阴道分娩过程中子宫有规律地收缩，可使胎儿肺脏得到锻炼，使肺泡扩张，促进胎儿肺成熟。

（2）可将胎儿呼吸道内的羊水和黏液排挤出来，新生儿的并发症如吸收性肺炎的发生率大大降低。

（3）胎头受子宫收缩和产道挤压，头部充血，可提高脑部呼吸中枢的兴奋性，有利于新生儿娩出后迅速建立正常呼吸。

（4）免疫球蛋白在自然分娩过程中可由母体传给胎儿，因而自然分娩的新生儿具有更强的抵抗力。

（5）顺产的妈妈恢复快，可及时进食，利于母乳喂养。

### 什么情况下选择剖宫产呢?

有胎儿宫内窘迫、前置胎盘、头盆不称、胎位不正等情况时,正规医院的医生会根据孕妈妈的情况,认真评估各种条件:头盆关系、胎儿大小、胎心监护、羊水量、妊娠合并症等,根据多方面情况综合考虑是否需要做剖宫产。

### 剖宫产的风险有哪些呢?

1. 剖宫产手术本身存在的风险

(1)麻醉意外。

(2)腹部切口或子宫切口愈合不良。

(3)更容易发生羊水栓塞。

(4)存在损伤孕妈妈膀胱、输尿管和肠道的风险。

(5)由于没有受到产道的挤压,更容易发生新生儿羊水吸入综合征。

2. 剖宫产远期存在的风险

(1)切口憩室导致阴道不规则出血。

(2)再次妊娠存在切口妊娠的可能。

(3)再次妊娠发生前置胎盘甚至胎盘植入的可能性会增加。

(4)有一部分患者腹部切口瘢痕随着天气变化有瘙痒等不适症状。

### 我好怕顺产一半还得剖,这样是不是很亏啊?

对于顺转剖这件事,就像世界上最没有的东西就是后悔药,为自己的选择努力过,就不后悔。顺转剖的孕妈妈们也经历了宫缩痛,因此对新生儿也是有好处的。其实人生有很多选择,不可能保证所有选择都能坚持到最后,既然选择了阴道试产,失败了也不要后悔。

## 臀位分娩,你了解多少?

宝宝调皮了,妈妈也跟着闹心。临产了,宝宝臀位,妈妈如何分娩?顺产还是剖宫产?相信不少孕妈妈在紧张状态下要蒙圈了。

## 什么是臀位?

正常胎位先入盆的为胎头,如果是胎儿臀部先入盆,则为臀位。臀位是产科异常胎位中最常见的一种,臀位发生率占妊娠足月分娩总数的3%~4%。

## 臀位自然分娩对母体和胎儿有哪些危害?

### 1. 对母体的危害

软产道撕裂、产后出血等。

### 2. 对胎儿的危害

由于臀位先露部分不规则,对前羊膜囊压力不均,易致胎膜早破、脐带脱垂,脐带受压导致胎儿窘迫,甚至死亡。此外,臀位阴道分娩易发生后出头困难,常发生新生儿脊柱损伤、臂丛神经损伤、颅内出血等,臀位围产儿发病率和死亡率明显高于头位。

## 臀位,孕期能矫正吗?

可以的,目前最常用的臀位矫正方法包括:体位管理(膝胸卧位)、艾灸至阴穴、外倒转术等。

## 臀位,应如何选择分娩方式?

由于臀位阴道分娩围产儿病率及死亡率都很高,因此医患双方倾向于剖宫产方式分娩,有研究提示目前臀位剖宫产率高达90%以上。那么,孕妈妈怀臀位宝宝是否一定得挨一刀呢?什么情况下可以选择阴道分娩呢?

### 1. 分娩方式的选择

产科医生会依据①产妇年龄、胎产次;②骨盆类型;③胎儿大小、胎儿是否存活;④臀先露类型;⑤有无内外科合并症等,在孕晚期或先兆临产初期做出正确判断。

### 2. 阴道分娩的指征

(1)骨盆正常。

(2)单臀位,胎头无仰伸。

(3)胎儿体重估计<3500g。

（4）横位内倒转后顺势行臀位牵引术或双胎第二胎为臀位者。

（5）产力良好，无胎儿窘迫及胎膜早破者。

（6）无其他剖宫产指征。

### 3. 剖宫产指征

（1）骨盆狭窄、软产道异常。

（2）胎膜早破，胎盘功能异常。

（3）高龄初产、有难产史、瘢痕子宫。

（4）不完全臀先露。

（5）胎儿体重≥3500g或B超检查双顶径＞9.5cm。

（6）胎头仰伸。

（7）B超提示脐带先露或隐性脐带脱垂。

（8）存在其他剖宫产指征。

### 4. 阴道分娩的产程管理

（1）第一产程：避免胎膜早破，及时发现脐带脱垂，适当地加强宫缩，适当地"堵"。

①孕妇卧床休息，少做肛查，不灌肠，尽量避免胎膜破裂。

②一旦破膜应立即听胎心，胎心有改变应行阴道检查。

③若有脐带脱垂，胎心尚好，宫口未开全，需立即行剖宫产。

④若出现协调性宫缩乏力，应设法加强宫缩。

⑤"堵"会阴：当宫口开大4~5cm时，胎足即可经阴道口脱出至阴道。为了使宫颈和阴道能充分扩张，用一无菌巾堵住外阴。每10~15分钟听胎心1次或持续胎心监护；注意宫口是否开全（宫口已开全再堵，易引起胎儿窘迫或子宫破裂）。

⑥做好抢救新生儿窒息准备（新生儿科医生到场）。

（2）第二产程：排空膀胱，初产妇做会阴侧切，做好新生儿复苏的准备，准备好后出头产钳。

①自然分娩（极少见，可见于经产妇、胎儿小、宫缩强、骨盆腔宽大者）。

②臀位助产：堵臀法、扶着法。

③臀位牵引术：在胎儿宫内窘迫、脐带脱垂等紧急情况下，宫颈口已开全或近开全时实施。因胎臀未良好地扩张阴道，增加了分娩的难度和并发症的发生率，因此应尽量避免实施，并告知家属。

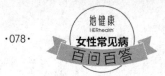

（3）第三产程：处理与头位分娩相同，胎儿娩出后，宫底降至脐下，产妇稍感轻松，宫缩暂停数分钟后再次出现，促使胎盘剥离，原因是子宫腔容积明显缩小；胎盘与宫壁分离，胎盘后血肿形成，胎盘完全剥离而排出。

产程处理包括新生儿处理、娩出胎盘、会阴伤口缝合、评估出血量及病情观察。

# 会阴侧切伤口，你会护理吗？

伟大的妈妈们为了能顺利地娩出胎儿，某些情况下会阴部需要挨一刀，就是所谓的"会阴侧切"。新手妈妈们，你知道会阴伤口该如何护理吗？一起来学习第一堂产后必修课吧。

## 伤口可以清洗吗？

可以。由于会阴伤口经常与产后恶露、大便、小便做伴，所以产后会阴伤口清洁卫生显得极其重要。建议大小便后用温热水清洗会阴，勤换会阴垫及内衣裤，否则，可能引起产后生殖道感染，会阴伤口愈合不良。

## 体位对伤口有影响吗？

有。产后应取会阴伤口的对侧卧位或坐位。一方面，可使产后恶露尽量不侵及伤口；另一方面，可以改善局部伤口的血液循环，促进伤口愈合。

## 伤口肿痛怎么办？

外阴伤口肿胀疼痛者，可用50%硫酸镁湿敷外阴，24小时后使用理疗灯热射可使疼痛肿胀减轻，加快伤口愈合。

## 伤口有肿胀硬结怎么办？

对于那些会阴伤口局部有肿胀、硬结者，分娩10天以后，恶露量已明显减少时，可用1:5000高锰酸钾溶液，浸泡会阴15~20分钟，每天2次。同时使用理疗灯热射以促进会阴伤口消肿，缓解局部肿胀不适。

### 多久可以拆线?

一般在产后3~5天拆线，若用可吸收线皮内缝合则不需要拆线。

### 对今后夫妻生活有影响吗?

不会有影响。会阴侧切是对会阴的保护，正常情况下，阴道和会阴部的伤口都能在1周内愈合。经过一段时间，可以完全恢复正常的解剖结构，阴道仍能保持良好的弹性，不会影响性生活。反之，如果需要做会阴切开而未采取手术，那么就有可能使会阴发生中、重度撕裂伤，之后可能会影响夫妻生活。

### 什么时候可以恢复夫妻生活?

一般在产后2个月左右（56天后）可恢复夫妻生活，同时要做好避孕措施。

## 产后什么时间可以开始锻炼?

生了宝宝后，很多女性身材变得臃肿肥胖，这让年轻爱美的她们情何以堪呢？于是她们急切地想开始体育锻炼以恢复身材，那么究竟什么时间开始体育锻炼合适呢？

（1）坐月子期间不能做剧烈运动减肥，可以在家中适当练习产后修复操。

（2）顺产的产妇可以在产后42天~6个月期间坚持练习修复瑜伽及盆底康复操；剖宫产产妇建议从产后56天开始练习。

（3）产后6个月已经做了盆底康复训练后才可以开始进行有氧运动。

## 你知道盆底康复的重要性吗?

### 你了解盆底康复吗?

盆底在哪里？通俗地说骑自行车时与车座接触的部位就是盆底肌。它像吊床一

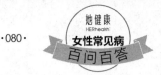

样支撑着子宫、阴道、膀胱、尿道和肠管，肩负着排尿、排便、维持阴道紧缩度和增加性快感的使命。妊娠和分娩使盆底肌受到严重损伤，功能受到影响，甚至出现子宫脱垂、尿失禁、性冷淡等令人痛苦的症状。

难道生了宝宝生活就如此难过，质量就要如此下降吗？当然不是了，产后妇女的身体正处于暂时性的组织衰弱状态，属于恢复的最佳时期，这时通过科学的康复方法可使各方面的功能迅速恢复至产前状态，盆底肌肉的恢复也不例外。也就是说，只要产妇产后及时进行盆底康复，上面的症状都是可以治疗和预防的！

### 怎样做才是科学的盆底康复呢？

其实科学的康复包括掌握正确的方法和适当的时机。正确的盆底康复训练分家庭训练和医院内治疗。无论正常产还是剖宫产的产妇都应该在产后42天后到医院进行盆底检查和评估。对于评估结果肌力较差的产妇应该到医院在医生指导下进行个体化治疗，包括生物反馈和电刺激。经过治疗肌力恢复良好或者初始检查肌力就较好的产妇，可以经医生指导后使用家庭康复器在家中坚持正确的长期锻炼，以期达到预防和降低远期盆底功能障碍性疾病的发生。其实我们常说的"缩肛运动"，锻炼的就是盆底肌，但是说着简单，其实很多人做得并不正确，因此很难达到锻炼的效果，甚至适得其反。所以，一定要记得找医生进行评估和指导，只有科学正确的盆底康复才是有益的。

### 科学的盆底康复的时机是什么时候呢？

产后42天到6个月是盆底功能恢复的黄金时期，也就是说在这一时期内进行盆底康复锻炼效果最佳。而且千万要记得，如果在这之前急于进行跑步、跳绳等剧烈运动可能会导致处于恢复期的盆底肌进一步受损，这也是前面提到的产后42天才能开始进行体育锻炼的科学依据。

有的产妇说："我是剖宫产的，没有经过阴道分娩不需要盆底康复了吧！"还有的产妇说："我还要二胎呢，到时一起康复吧！"这些观点都是大错特错的。不是只有阴道分娩才会对盆底肌肉造成损伤，妊娠期间增大的子宫和胎儿已经对盆底造成了慢性损伤，如果产后不进行盆底康复，损伤的盆底肌很难恢复到产前的状态，如果再孕育和分娩二胎只会使盆底肌肉的损伤进一步加重，增加盆底疾病发生的风险。所以，无论是正常分娩还是剖宫产，无论是否准备孕育二胎，为了以后的幸福生活，都要及时进行产后盆底康复锻炼。

漂亮的准妈妈和新妈妈们，请千万记得产后盆底康复是产妇的必修课，锻炼身体不能操之过急，一定要在进行了盆底康复锻炼待盆底肌恢复后再进行剧烈的有氧运动哟！

# 孕期压力性尿失禁到底怎么了？

怀孕生娃，是女人幸福的人生过程。然而，却有很多妈妈在孕30周时会出现咳嗽、大笑、打喷嚏时漏尿，这在医学上叫"压力性尿失禁"。出现在公共场合时很尴尬，影响社交，故又被称为"社交癌症"，属于女性盆底功能障碍性疾病。

## 女性骨盆底结构及功能是什么

骨盆底像吊床一样承托和支持着子宫、膀胱、直肠等盆腔脏器，并保持盆腔脏器各就各位，负责管控大小便、阴道紧缩度、性生活质量等。盆底是脏器吊床、分娩通道、排泄阀门。分前、后两个三角区，外、中、内三层。前部有尿道和阴道通过，后部有肛管通过。围绕阴道、尿道和肛管的肌肉圈，被称为括约肌，呈"8"字走向，与肛提肌群融为一体，叫盆底肌肉韧带群。

## 妊娠和分娩对盆底造成了怎样的伤害？

精子和卵子结合，受精卵顺利来到子宫腔着床，胎儿在温暖的小房子里逐渐长大。用立体思维，来看孕期子宫的生理变化。为了胎儿，子宫"四邻不安"，前挺腹壁、后靠腰骨、上顶胃部、下压盆底。随着孕周的增加，重力机械性压向盆底。盆底的"工作量"日益增加。打个比方，原来只有50g重的子宫（如同1个鸡蛋重量），到足月妊娠时胎儿、子宫、羊水、胎盘等总重量达5.5~6kg（如同大西瓜重量）。

另外，还存在重力轴向的变化。未孕时人体正常的生理弯曲使腹腔压力和盆腔脏器的重力轴指向骶骨；妊娠后子宫底逐渐升高，使重力轴线向前移，而使腹腔压力和盆腔脏器的重力指向盆底肌。

胎儿重力增加的同时伴有重力轴向的变化，使盆底肌肉处在持续受压中，逐渐松弛。继而会出现孕期压力性尿失禁。到分娩时，缺乏弹性而又松弛的盆底肌便"雪上加霜"。而且，胎儿越大，对盆底肌的损伤越大。

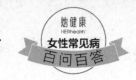
由此看来，妊娠和分娩对盆底组织造成了不同程度的损伤，所以，必须提前预防压力性尿失禁。

## 怎样预防孕期压力性尿失禁？

加强盆底功能锻炼是必须的！防大于治，中医讲"上医不治已病，治未病"。我们倡导生命全周期，锻炼盆底肌！最好从婚前期、备孕期就开始，一直延续到孕期、产后，直至更年期和老年期，都要进行盆底功能锻炼。最强的盆底肌力为五级！

具体做法包括：做凯格尔运动和孕期（或备孕）体操，同时加强孕期体重管理。临床实例：果果妈是一名杂志社的美术编辑，身高1.53米，39岁高龄初产妇顺产，果果出生体重6.3斤，果果妈产后42天盆底肌五级！她就是在备孕期和妊娠期，按医生的指导，每天坚持做锻炼骨盆底肌肉韧带体操，配合科学饮食，进行孕期体重管理，才达到了如此好的盆底肌力。

但，如果防不胜防，出现了尴尬的漏尿现象，该怎么办呢？除了做凯格尔运动和孕期体操以外，还要做产后盆底康复，并融入生活中，见缝插针锻炼盆底肌。

产后盆底康复采用生物反馈疗法，为女性产后及更年期等不同生命周期制定个性化治疗方案。唤醒被损伤的盆底组织，增强肌力和弹性，恢复盆底功能。

通过盆底功能锻炼和盆底康复治疗，增强盆底这个吊床的极限载荷和承托力，加强盆底功能。提高尿道和阴道括约肌的收缩力，可改善咳嗽漏尿症状、提高性生活质量、预防盆腔脏器脱垂等盆底功能障碍性疾病的发生。

# 如何科学地坐月子？

所谓坐月子，是指妇女在生产过后休息调养身心的一种习俗，时间约为1个月，大致对应西医学定义中的"产褥期"。

## 传统的坐月子科学吗？

中国的传统习俗认为：产妇在坐月子时要注意"捂"，应紧闭门窗、穿厚衣、戴帽子，绝对保暖，即使夏天也要严遮全身；不能出门甚至不能下床，更不能吹风；不能洗脸、洗头，也不能刷牙，更不能洗澡……甚至还跟现代科技配套，发展出了不能看电视、看手机等避免伤害眼睛的新禁忌，让很多80后、90后的新妈妈们深感无奈。

通常人们会觉得，祖祖辈辈传下来的经验一定是有道理的。然而事实是，传统的未必可靠，经验的也未必正确。从西医学的角度看，传统坐月子的很多做法不仅对产妇健康无益，甚至还会给产妇带来潜在的危害，新妈妈要了解如何科学坐月子是非常关键的！

如前所述，关于传统坐月子的弊端在医学上是没有争论的，但鉴于一些（发展中）国家还保留了坐月子的习俗，因此也有一些这方面的研究。这些研究无一例外地显示，传统的坐月子有害无益，值得中国妇幼医疗工作者和新生儿家庭警惕。

## 产妇和新生儿怕风吗？

由于缺乏医学和微生物学知识，古人把很多身体不适和疾病笼统地归结为"受寒""伤风"等。他们认为破伤风是身体破损以后得的伤风，于是采取的应对措施就是让有伤口的人避免风吹等外界刺激。

感染破伤风的新生儿常在7天左右发病，故又称为"七日风"。破伤风巨大的杀伤力让人们对"风"等外界刺激畏若妖魔鬼怪，所以产妇和新生儿一定要严格防风、保暖。殊不知破伤风杆菌是一种厌氧菌，如果伤口周围长时间封闭不开放，形成局部缺氧的环境，反而更利于病菌繁殖。科学坐月子要了解通风是为了将有害病菌排出，从而有利产妇和新生儿的健康！

家中紧闭门窗，室内闷热，空气污浊，也有利于细菌的生长繁殖，从而不利于产妇伤口愈合；在夏天，产妇和婴儿严密包裹，还会增加中暑的风险。

在美国，产妇出院的时候穿着与普通人无异。假如是炎热的夏天，产妇也穿短袖、裙子，并且光脚穿拖鞋，和平常一样开窗换气和使用空调。通常出院后几天之内（不超过1周）产妇和婴儿就要去看儿科医生，出门更是必不可少的。

## 产妇能不能沾水？

由于冬天或寒冷的情况下人们患病更多，加之以前的水质不够清洁、缺乏淋浴条件，以及前面提到破伤风患者会受到饮水的刺激引发抽搐，缺乏相关知识的古人以为病患也是受凉、沾水（特别是凉水）引起的，因此衍生出了产妇不能洗脸、洗头、洗澡、刷牙的禁忌，甚至还有"洗哪儿哪儿疼"的荒诞说法。其实这些做法只是想当然，关键还在于消毒措施和卫生条件。

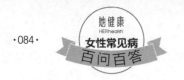

在发达国家，医院病房一般都设有淋浴，生产完几小时后医生就会催促产妇淋浴，或者让产妇使用免冲洗淋浴棉进行产后身体清洁，分娩时的撕裂和阴道侧切并不影响洗澡，即使是剖腹产第二天也能洗澡了。除了冲淋浴之外，产后洗头也是很有必要的，生产时出的大量汗液若不及时清洁，很容易引起细菌感染，产后不便的情况下可以使用月子洗发帽进行洗头，方便有效，杜绝了产后细菌感染。此外，产妇还要注意私处外阴的清洁，以促进恶露排出和产道恢复。

传统坐月子不让沾水的规矩其实很不科学，很不卫生，不但不利于产妇身体恢复，而且也会对婴儿的健康造成威胁。

## 产妇能不能下床活动？

产妇在分娩时体力消耗很大，又通常伴有失血，产后的确需要休息，但休息并不意味着只能卧床静养。事实上，适当的活动更利于产妇产后恢复。因为生产前后血液处于高凝状态（这一应激反应可以减少分娩时失血），长期卧床不活动下肢容易形成血栓，这些血栓如果随血液迁移到心、肺等部位，甚至会给产妇带来生命危险。过去的农耕社会，妇女除承担全部家务之外，往往还要参与很多体力劳动，即使生病也难得休息；在这种情况下，给产妇卧床休息的机会有一定的积极意义。现在情况已经不同了，在美国的妇产医院，产后几个小时后医生或护士就会来催促产妇下床活动，科学坐月子也是针对现代人的生活作息来定的哦，有些传统就观念是要改改了！

## 产后需要饮食禁忌吗？

传统的坐月子陋习关于饮食的部分是最复杂的。一方面，许多日常的食物如蔬菜、水果不让吃，甚至连水都不让喝；另一方面，又要让产妇吃一些稀奇古怪的东西，如米酒水、红糖煮蛋、生化汤等。有些开明点儿的医生会告诉你，水当然是要喝的，但要喝温开水，不要喝凉水；蔬菜、水果是要吃的，但不要吃葱、蒜、辣椒等刺激性食物。实际上温水固然可以喝，凉水，甚至冰水也都能喝。在美国医院里，产妇刚分娩完，护士就会递上一杯冰水或者冰激凌。辛辣刺激性的食物可能影响乳汁的味道，但只要婴儿能接受，也可以照吃不误。

哺乳期的产妇不应该多吃产气多的食物，包括大豆、大蒜、西兰花等，这些食物中的某些成分会进入乳汁，造成小儿胀肚子。中国的新妈妈可能更加讲究一些，而且受老人这种传统观念的影响，新妈妈会更加当心，科学坐月子对于新妈妈才是最好的哦！

哺乳期的女性应该注意不要喝酒，咖啡和茶也要少喝。另外，那些奇怪的月子餐和药膳，以及一些产后的"补药"才需要禁忌，因为里面的成分、功效没有实证过，常规食品才是最安全的食品。

## 真有"月子病"这回事吗？

"月子病"是我国民间的一种说法，据说如果月子里不注意就会落下一些病根。具体症状包括腰腿痛、关节痛、头疼、牙痛等，甚至还有"月子病月子养"的奇葩理论。一些正规医院的妇产医生也认同传统的坐月子习俗，但他们的这种认识也是来自民间的，因为正规的医学教科书中根本没有月子病的概念。

随着年龄的增长，人们患上各种慢性病的机会也越来越多，这些疾病或不适往往被解释成当年坐月子不注意造成的。其实不管如何严格地坐月子，老了还是可能会患各种慢性病，并没有任何统计学数据显示坐月子和某些疾病的相关性。所谓的"月子病"不过是人们有了先入之见，再去找支持自己观点的例子罢了。这种现象在心理学上称为"证实偏见"，是一种非常不科学却非常普遍的态度。

## 月子到底怎么做才是科学的呢？

### 1. 适当活动，注意卫生

产妇应根据每天自身情况适当活动；顺产者常常伴有阴道撕裂或实施阴道侧切，为了缓解伤口的疼痛，可以用冰袋隔着干净的卫生棉冷敷；为减少产妇排尿时的刺痛，在排尿后要用孕产妇专用女性洁阴湿巾清洁外阴；排便时用干净的吸水垫紧紧按住伤口，保持伤口清洁；每次大小便后用洗瓶冲洗阴道口和肛门或者用湿巾清洁；坐下时要小心，坐在枕头或圈枕上会更舒服一些；每天刷牙、保持身体清洁，有条件者要定期淋浴。

### 2. 产妇饮食讲究均衡

产妇的饮食和我们平时提倡的健康饮食差别不大。产妇可以在此基础上适当多吃一些鱼类、瘦肉、牛奶和坚果，保证优质蛋白质和必需脂肪酸的摄入；保证喝够水；怀孕期间吃的维生素和必需脂肪酸还要接着吃。纤维素也要注意适当摄取，避免产后便秘，民间所谓生冷辛辣的食物并不用忌口。不要喝酒，也不要吸烟，少喝咖啡、茶以及含咖啡因的饮料（如可乐、可可、红牛等），尽量避免甜点、快餐和含糖的软饮料。

### 3. 电脑和手机可少用

产妇可以使用电脑和手机，它们的辐射都不足以对人体造成伤害。普通人长时间看电脑和手机也不是健康的生活方式，产妇容易疲劳更应该注意；但所谓月子里不能用电脑或手机则毫无根据。只能说坐月子期间要少用手机和电脑。

### 4. 穿衣不要"裹"

有条件的话，室内温度保持在20~26℃，这是人体感觉舒服的温度。使用空调、电扇，开窗换气都是可以的。穿着以产妇感觉舒适为宜，不要刻意地多穿。婴儿应该比成人多穿一层，但也不要穿得过多。

# 怕痛就不哺乳吗？

母乳是妈妈给宝宝最珍贵的礼物，也是宝宝最天然、最理想的食物。它按精确的比例提供了宝宝所需要的全部养分，能满足宝宝生长发育的各种营养需求。然而，每一个成功喂养母乳的妈妈，都会或多或少经历过初始阶段的各种困难，母乳喂养是一件需要恒心、耐心和信心的事情。

## 初乳是否能够满足宝宝的营养需要？宝宝的胃口到底有多大？

初乳能够满足宝宝最初的营养需求。哺乳最初的日子里，宝宝的胃口小，母乳容易消化，需要频繁哺乳。下面介绍一下宝宝的胃口到底有多大（表5）。

表5　新生儿的胃容量

| 第一天 | 第二天 | 第七天 | 第十天 |
| --- | --- | --- | --- |
| 容纳5~7ml | 容纳20~30ml | 容纳40~60ml | 容纳60~80ml |
| 像弹珠大小，不能扩展保留很多东西 | 扩展成橡皮球 | 扩展到一个乒乓球大小 | 像一个鸡蛋大小 |

## 乳汁下来时，乳房胀痛怎么办？

产后头几天乳汁的分泌是由激素控制的，往往来势汹汹。尤其是当一些宝宝还没有学会如何吸吮的时候，一夜之间，新妈妈就可能出现乳房非常胀痛的情况。新妈妈的乳房可能会变得比平时硬挺、胀痛，甚至有发热的感觉，确实有点不舒服。下面的办法可帮新妈妈缓解这种情况。

（1）要避免和消除乳房胀痛，最好的办法是让宝宝早开奶、早吸吮，次数越多、时间越久对母亲的帮助越大。

（2）乳房过于膨胀，宝宝吸吮困难时，不妨先用手挤出少量奶来，然后再让宝宝吸吮。如果宝宝吸吮不能解决问题，可以用毛巾热敷乳房，同时进行按摩，从四周向乳头处略有力度地推揉，但不要在乳房上反复滑动手掌，有结块的地方局部搓揉，手法和力度以不伤害乳房皮肤且母亲能忍受为宜。

## 宝宝吸奶，为什么新妈妈觉得好痛?

虽然刚开始母乳喂养的时候可能会有一点疼，但这不会伤着乳头，过段时间就好了。如果感觉很痛，最可能的原因是由于哺乳姿势和衔乳方式不正确，导致乳头皲裂。可以将手指放到宝宝的嘴角以打断宝宝吸吮乳房，然后再试一次，宝宝的嘴能盖住大部分乳晕（乳头周围的黑色皮肤），他的下巴和嘴唇应该"陷入"妈妈的乳房，宝宝的鼻尖能碰到乳房，但鼻孔不会被遮住，可以很好地呼吸，吸吮缓慢而持久，一旦把这点纠正过来，乳头皲裂会在几天内自行愈合。

对于目前的皲裂，可以用羊毛脂膏来缓解不适感，另外喂奶后在乳头上涂抹一些乳汁对皲裂愈合也有帮助。如果喂奶时实在太疼，也可以需要考虑用乳头保护罩。

## 乳腺炎如何预防和处理呢?

当乳房肿胀不能缓解时，往往会导致乳房组织产生炎症。乳腺炎不一定意味着感染而使乳房肿胀、脆弱、发红和疼痛。乳腺管堵塞压迫到周围乳房组织，淤积的乳汁渗入周围组织，也会造成乳房局部红肿疼痛，由此引发的细菌感染，甚至侵入血液，造成菌血症，有些妈妈会畏寒发热。如果是单纯的肿胀、乳腺管堵塞，或没有感染的乳腺炎，通过排空乳房会很快好转；如果受感染部位发红，或者感觉乳房毛细血管扩张，这些都说明乳腺已经发炎了，此时要赶紧求医。

### 1. 如何预防乳腺炎?

很多时候，当妈妈们出现乳头皲裂或出血、感到压力和疲惫、漏奶或喂奶间隔变长时，可能会引起乳腺炎。预防乳腺炎最好的办法就是防止那些引起乳腺炎的因

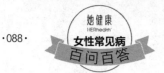

素出现。

（1）及时缓解乳房肿胀，乳汁不通畅时，会变得黏稠，堵塞乳管，容易引起乳腺炎。感到乳房充盈就鼓励宝宝吃奶，不需要等宝宝饿了再喂。

（2）加强营养，注意休息，提高对疾病的抵抗力。

（3）睡觉时不要趴着睡或侧身太过，以免压迫乳房，衣着尽量宽松，避免过紧衣物挤压乳房，影响乳汁分泌。

**2. 如何疏通乳腺管，预防感染？**

乳腺管堵塞是指输送乳汁的管道里有阻碍物或者管道打结（想象一下打结的橡皮水管），这种情况就要用以下方法来解决。

（1）尽量让宝宝用正确地衔乳姿势清空乳房，这样相当于给乳房从根部到乳头做了按摩，使这些结散开，并变换宝宝吃奶位置，让所有的乳管都能被清空。

（2）如果宝宝不愿意吃奶，就用吸奶器吸奶或者用手进行挤奶来排空乳房。

（3）在喂奶间隔时间里做冷敷，使乳房冷下来；而在喂奶的时候做热敷，促使乳汁流动。

**3. 乳腺炎如何护理？**

（1）给乳房交替冷热敷，冷敷缓解疼痛；热敷促进血液循环，调动发炎部位的抗感染物质发挥作用。

（2）尽量排空乳汁。

（3）发热、疼痛时要补充营养，多喝水，必要时可以服用对乙酰氨基酚或布洛芬等镇痛药。

（4）乳腺炎早期，还可以通过中药离子导入+微波照射+手法按摩排乳+经络疗法，来改善局部血液循环，促进乳腺组织水肿吸收。

（5）如果发生乳腺管堵塞已吸不出奶，或者有发热、化脓等症状时请及时请专业乳腺科医生进行治疗。

# 哺乳期用药后还能哺乳吗？

几乎所有药物都能通过血浆-乳汁屏障转运到乳汁中，若连续地通过乳汁摄取药物，可能会对宝宝产生影响和危害，尤其是新生儿的肝脏代谢功能、肾脏排泄功能均未完善，且缺少与代谢相关的酶，故对药物的敏感性增高，易产生毒性作用。

那么，万一妈妈们在哺乳期生病了，为啥去医院医生还是会让打吊瓶呢？医生给开的药会对宝宝有影响吗？还能哺乳吗？不要着急，下面我们将给大家细细讲解。

## 哺乳期吃哪些药物时可以哺乳？

青霉素V钾、阿莫西林、头孢拉定、红霉素、对乙酰氨基酚、布洛芬、甲状腺素及抗甲状腺素药（哺乳期用药应进行随访甲状腺功能）、左甲状腺素、甲氧氯普胺、普萘洛尔、美托洛尔、呋塞米、马来酸氯苯那敏、氯雷他定。这些药物是安全的，哺乳期可以服用。

## 哺乳期哪些药物要慎用？

艾罗迪（氨苄西林+丙磺舒）、头孢羟氨苄、头孢呋辛、头孢克洛、罗红霉素、琥乙红霉素、阿奇霉素、阿司匹林、吲哚美辛、苯巴比妥、水合氯醛、维生素D、维生素K、哌替啶、吗啡、瑞巴派特、奥美拉唑、多潘立酮、阿苯达唑、阿托品、氯丙嗪、苯海拉明。使用这些药物时要慎重，应充分咨询医生，在医生指导下使用。

## 哺乳期哪些药物禁用？

链霉素、庆大霉素、卡那霉素、阿米卡星、磺胺类、四环素、土霉素、米诺环素、酮康唑、氟康唑、伊曲康唑、盐酸多西环素、克林霉素、林可霉素、甲硝唑和替硝唑、呋喃妥因、地西泮、复方炔诺酮、同位素碘、硫脲嘧啶、丙硫氧嘧啶、西咪替丁、果胶铋、莫沙必利、西沙必利、雷尼替丁、法莫替丁、兰索拉唑、硫唑嘌呤、呋喃氟尿嘧啶、环磷酰胺、甲氨碟呤、异烟肼、乙胺丁醇、吡嗪酰胺、利福平、奎尼丁、利多卡因、盐酸美西律、普罗帕酮、氯化钾、胺碘酮、硝酸甘油、异山梨酯、硝苯地平、地尔硫草、双嘧达莫、氨氯地平、地奥心血康、银杏叶片、利舍平、卡托普利、尼莫地平、尼群地平。这些药物哺乳期禁用。

## 哺乳期母亲用药有哪些注意事项？

哺乳期母亲（乳母）用药时应注意以下几点。

（1）对欲用药物是否绝对必须。可用可不用者就不用。必须用者，要谨慎应用，疗程不要过长，剂量不要过大。用药过程中要注意观察不良反应。

（2）用药之前，要明白对母亲和婴儿会有哪些危害和影响，要进行利弊权衡。

（3）选择对母亲和婴儿危害和影响小的药物替代。例如，母亲患泌尿道感染时，不用磺胺类药，而用氨苄西林代替，这样既可有效地治疗母亲泌尿道感染，又可减少药物对婴儿的危害。

（4）避免使用长效药物及多种药物联合应用，而尽量选用短效药物，用单剂疗法代替多剂疗法，以减少蓄积的机会。

（5）避免在血浆药物浓度高峰期间喂养，可采取母亲用药前喂养。

（6）如果母亲必须使用某种药物进行治疗，而又会给婴儿带来危害时，可考虑暂时采用人工喂养。

总之，各位奶妈们，一定要在医生的指导下用药哦！

# 哺乳期是否需要避孕？

好多哺乳期的女性因为意外怀孕来医院做人流，问她们为什么不避孕，新妈妈们居然理直气壮地说："我还在哺乳期，月经还没恢复呢，还要避孕吗？"难道哺乳期真的不用避孕吗？答案当然是否定的。

## 为什么哺乳期也要避孕？

这就要从月经说起。女性朋友为什么会来月经，是因为卵巢排出了一个叫卵子的东西。排卵后体内的雌、孕激素逐渐升高，子宫内膜也随之逐渐增厚，当达到一定程度时，雌、孕激素开始逐渐下降，子宫内膜缺乏激素的支持，就会来月经。也就是说，是先排卵造成体内激素及子宫内膜的变化然后才来月经。所以哺乳期虽然没有恢复月经，但是随时可能会恢复排卵，如果恰好在排卵期同房却没有避孕，那怀孕的概率极大！所以，哺乳期即使没有恢复月经，同房时也一定要避孕！

## 哺乳期采用什么方法避孕合适呢？

### 1. 避孕套

如果能正确且持续使用避孕套，避孕失败率在2%左右。而且还可以防止细菌和病毒的感染和传播。如果使用不规范，则失败率在18%~21%，所以一定要记得规范使用避孕套避孕。

### 2. 放置宫内节育器

也就是通常所说的"上环"。适合哺乳期用的有含铜及单独孕激素的节育环；放置时机是正常产后42天、剖宫产后半年，月经未复潮者排除妊娠、已经复潮者月经干净后3~7天放置。失败率在1%~3%，是一种高效安全、副作用小、方便长久的避孕方法。

外用避孕药（杀精剂）壬苯醇醚，有片剂、栓剂、胶胨和膜等，该方法不影响内分泌，也不抑制乳汁，有效率94%~97%。

## 哺乳期不推荐使用的避孕方法

### 1. 安全期避孕

理由：月经未复潮者无法推算安全期；即使月经复潮且月经规律者也有排卵提前或错后及额外排卵的可能，因此失败率在14.4%~47%，所以不推荐采用。

### 2. 含有雌激素的避孕药

理由：影响泌乳；导致宝宝第二性征如乳房、阴道、外阴等的异常；刺激母亲胃肠道影响食欲，进而影响乳汁。

建议产后新妈妈们结合自己的实际情况，采取合适的避孕方法。关爱女性健康，避免计划外妊娠！

# 你了解产后抑郁症吗？

女人生孩子绝对是对人类贡献最大的事情，从确认怀孕的那一刻到胎儿呱呱坠地，身体会出现一系列生理、神经生理、生化、内分泌、代谢免疫过程等变化，这些变化与产妇的个性、身体素质、以往生活经验、当时的功能状态、社会支持等各种因素相关。

## 产后抑郁症的表现有哪些？

由于每个产妇的情况不同，产后情绪也不尽相同，基本可以归纳为以下3种。

### 1. 产后心境不良

女性产后会产生闷闷不乐的情况，感到莫名其妙的委屈，并暗自啜泣，过一段时间后自己恢复。约50%的女性在生完孩子后会出现这种情况。

### 2. 产后抑郁症

症状是心情恶劣，疲倦，伴有头痛和全身疼痛；对于生活中一些很平常的事都会越来越觉得受不了，悲伤流泪，无心打扮，不思饮食，甚至连孩子也不想照顾；严重者可能会自杀。当然大多数的人会自愈。产后发病的时间长短不等，短则几周后就出现，长则一两年，发病率为10%。

### 3. 产后精神病

典型症状是妄想，想象有人加害自己或自己的孩子，并有自杀倾向。这种情况比较少见，不到1%。

对于后两种情况应引起足够的重视，及时进行心理和药物治疗。

## 产后抑郁的原因有哪些?

### 1. 内分泌变化的影响

在孕晚期，准妈妈体内的雌、孕激素，皮质激素，甲状腺激素有不同程度的增高，会产生幸福愉悦的感觉，但孩子出生后，这些激素水平迅速下降，造成体内内分泌发生变化，从而产生抑郁症状。

### 2. 产后压力增加

对于新妈妈来说，孩子带来了无比的快乐和兴奋，但是自己心理上还没有完全做好做妈妈的准备。孩子出生一段时间后渐渐感觉到无法胜任母亲这一角色，很多妈妈无论白天还是晚上都是自己带孩子，为照顾孩子经常睡眠不佳，容易产生委屈、烦躁、易怒等情绪，加之日常生活改变，导致新妈妈时常感到疲倦，易产生自责感，或产生对丈夫和无辜宝贝的怨恨。

### 3. 缺乏支持和关怀

丈夫或其他家人对孩子的性别不满意，以及丈夫的不良表现容易给新妈妈精神上带来压力，新妈妈感觉缺乏关怀和体谅。

### 4. 经济原因

有的家庭可能在妈妈怀孕期间经济上就陷入困境，妈妈担心有了小宝贝后的生活问题，以及哺乳期后不能胜任以往工作，甚至担心面临失业。

### 5. 妈妈产前曾有情绪障碍问题

有些妈妈产前就曾患抑郁症，这样的妈妈容易在产后旧病复发。还有的妈妈对是否需要小孩十分矛盾，或者是由于某些家庭或社会压力才要的小孩，这样的妈妈在产后更容易心理失衡。

## 如何走出产后抑郁的阴影？

### 1. 自我心理调适，忧郁可自愈

如果你只是产后忧郁，让自己的心绪放松，学会调整自己的心情，待身体对激素水平变化重新适应后，产后抑郁是可以自愈的。

### 2. 创造健康的产后恢复环境

当你从医院回家时，要限制别人来看你。关掉你的电话，为自己创造一个安静、闲适、健康的休养环境。家人要积极配合，给产妇提供良好健康的休养环境。

### 3. 适度运动，快乐心情

不要用传统的方式对待新妈妈——不能下地、不能出门、不能干活，连电视也不能看，这些都会使新妈妈越发感觉到生活乏味单调，加剧抑郁情绪。进行适量的家务劳动和体育锻炼，不仅能够转移注意力，不再将注意力集中在宝贝或心烦的事情上，还可以使妈妈的心情从内而外地快乐起来。

### 4. 珍惜每一个睡眠机会

因为晚上要坚持母乳喂养和照看宝宝，妈妈的睡眠往往会严重不足。睡眠不良会引起情绪的消沉。妈妈要学会创造各种条件，让自己睡个觉。当宝宝安然入睡时，妈妈要抓紧时间睡睡，有时候，即使半个小时的睡眠也能带来好心情。

### 5. 帮助与寻求帮助

一方面，新妈妈的家人不要只顾沉浸在增添新宝贝的快乐中而忽略了新妈妈的心理变化。要多陪新妈妈说说话，及时告诉她育儿经验，避免她无所适从。另一方面，新妈妈自己要学会寻求家人和朋友的帮助，试着去倾听关于初为人母的酸甜苦辣，要知道，在这个时候，只要你说出来，大家都愿意帮助你。如果你愿意的话，也可以去寻求心理医生的帮助。

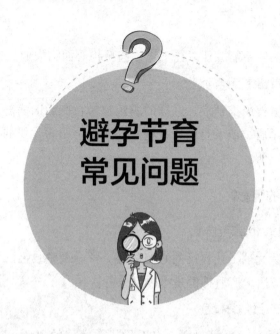

# 避孕节育
# 常见问题

## 关于避孕的方法，你了解多少?

　　避孕是我们女性的权利，也是对防护（包括艾滋病和性传播感染疾病）的需求。避孕方法的选择，需要在不同的方法间做出权衡。特定避孕方法的优缺点因个人的状况、观点和喜好而不同。那么都有哪些避孕方法? 避孕原理是什么? 优缺点各是什么以及如何使用呢?

### 1. 激素避孕

　　是指通过抑制排卵达到避孕作用的方法，分为复方激素类避孕方法和单纯孕激素避孕方法。

　　（1）复方激素类避孕方法（复方口服避孕药、复方避孕贴剂、复方阴道环、复方避孕针）属于雌激素和孕激素的复合制剂。

　　（2）单纯孕激素避孕方法（孕激素避孕药、皮埋）：皮下埋植避孕法是一种新型的避孕方法，目前已在全世界推广使用。这种避孕方法是将一定剂量的孕激素放在硅胶囊管中，然后将此管理藏于皮下，使其缓慢地释放少量的孕激素，从而起到避孕的作用。避孕方法简单、易行，只需在上臂内侧做1次埋植即可持续获效，而且取出也很方便。药物剂量仅为口服避孕药的百分之几，对身体一般无大影响，埋植处既不显眼，也无不适感。

　　根据有关资料统计，皮下埋植避孕法2年内妊娠率仅为0.1%，3年内妊娠率为0.24%。40岁以下需要长期避孕的妇女，只要身体健康，均可采用此种方法避孕，尤其适合于使用节育环避孕容易失败的妇女、不能按时服用避孕药的妇女以及对做绝育手术有顾虑的女性使用。

　　（3）紧急避孕药：是指在无防护性生活或避孕失败后的一段时间内，为了防止妊娠而采用的避孕方法。房事后72小时内有效，如果在服药期间又有性生活，那么时间就要重新推算。育龄期健康妇女排除妊娠后，应在性生活后72~120小时内应用，越早服用效果越好，超过72小时往往失败率较高。世界卫生组织提示："紧急避孕药对服药后的性生活没有防护作用，甚至在服药的第二天也需要使用持续性的避孕方法。"

　　一旦出现避孕套滑脱、破裂，或漏服避孕药、安全期计算失误、体外排精失控、不幸遭暴力或未采取避孕措施同房后，应在72小时之内服用1片事后紧急避孕药——左炔诺孕酮片，间隔12小时后再服1片。它可以抑制卵泡发育、延迟排卵时间，服用后可安全有效地达到避孕目的。

> **温馨提示：**
>
> 　　紧急避孕法不应作为经常使用的手段，也不能以此来避孕。因为它对子宫内膜和内分泌的功能干扰很大，只能在偶然发生的无防护性生活后紧急使用。请把保护女性生殖健康的主动权掌握在自己手中。

### 2. 宫内节育器（带铜、含药物）

　　避孕机制：通过防止受精卵在子宫内着床而避孕。成功率在95%以上。

　　优点：是高效的避孕方法。带铜的节育器用于紧急避孕时，可在无保护同房后5天内使用。副反应少，可以放置很长时间，甚至可到绝经时再取出。

### 3. 屏障避孕法

　　（1）男用避孕套

　　避孕机制：通过避免精子与卵子相遇而避孕。成功率为80%~90%。

　　优点：对女性身体的生理无丝毫干扰作用，还可防止性传播性疾病。

　　安全避孕要点：型号一定要与使用者相适宜。而且，一定要在房事一开始时就使用，破损和变质的避孕套千万不能再使用。事后须按住避孕套的上口与阴茎一并抽出，并检查避孕套的小囊内有无精液，这样才能证实避孕套确无破损。

（2）女用避孕套：是一种新型的避孕工具。在当今全球性传播疾病大流行的情况下，它对于女性既可防止意外妊娠，又可保护自己不染上性病。更重要的是，它是专为女性而设计，使女性在性生活保护自己时，完全不受男性意愿的支配，保护自己的主动权就在自己手中，自己想要用的时候就用。

女用避孕套包括1个合适的口袋样套和2个柔韧有弹性可弯曲的环。内环在避孕套的末端，使用时放置在阴道的深部，可起到内部固定作用；外环形成避孕套的外缘，留在阴道口外。性生活时可保护阴唇和阴茎根部，可在很大程度上防止性传播疾病。

（3）避孕药膜

避孕机制：通过降低精子的活力而避孕。成功率为96%。

优点：对阴道上皮无损伤，也不改变阴道自净作用，长期使用对身体无害，也不污染衣物。

安全避孕要点：平时要置于阴凉干燥处，以防发生受潮而影响药效。使用时不要揉得太紧或太小，否则影响药物溶化。一定要用手指将其送至阴道深处，且在10分钟后行房事，若房事时间超过半小时以上，还应再加放一张。

（4）子宫帽：是一种女用安全可靠的避孕工具。使用时把它置于阴道顶端，盖住宫颈口，使阴道内的精子不能进入宫腔，从而达到避孕的目的。

子宫帽（宫颈帽）是由具有弹性的金属圈覆以半球形薄橡皮隔膜制成，簧圈外圆直径50mm为50号，其他以此类推有50、55、60、65、70、75、80等7个型号。我国妇女一般用65、70和75三种型号。

使用方法：①使用前由检查者用手指测量从阴道后穹窿至耻骨联合后缘间距离，帮助选一适当型号的隔膜。最好请医生帮助选择。②检查子宫帽有无破损，并在边缘处涂上少许避孕胶胨（能杀死精子的避孕膏）。③取半卧位或半蹲位，两腿稍分开，左手分开阴唇，右手食指、中指及拇指将子宫帽捏成条状送入阴道内，将后缘纳入后穹窿，前缘抵耻骨联合凹处，以遮盖宫颈。④性交后8~12小时取出。取法是：以食指伸入阴道，在耻骨后方钩住帽的边缘，慢慢拉出，取出后，用温水或肥皂水洗净擦干，扑上滑石粉放在洁净干燥的盒子中，以备下次再用。一般情况下，一个阴道隔膜可以反复使用2年。阴道隔膜不要接触油类物质（如凡士林），以免损坏乳胶膜。

优点：安全。在性交前使用，不须服药或打针，不会产生激素药物引起的反应。长期使用对身体健康无影响，也不影响性生活。想怀孕时停用即可。此外，研究资料显示，使用子宫帽等隔阻方法避孕的妇女，染上性病及子宫颈癌的概率也较低。

缺点：由于阴道隔膜的使用方法比较麻烦，目前使用者还不多。

### 4. 安全期避孕法

自然避孕法又称为安全期避孕法或周期性禁欲，是指在每个月经周期中的"能孕期"内避免性生活，从而防止怀孕的一种手段。属于低效避孕法，不推荐长期使用。

自然避孕，也被称为自然生育规划，根据世界卫生组织的定义，它指的是女性通过观察和记录月经周期中生理特征（基础体温、宫颈黏液、宫口位置等）的变化规律，基于一套科学的评判标准，准确地识别出"可孕期"（危险期）与"不孕期"（安全期）。女性有意识地在"可孕期"禁欲，即可避免怀孕。

自然避孕法中的"自然"，指的是维持女性自然的月经周期和健康状况，即不通过人工激素或避孕器具干扰女性的身体健康或月经周期。

科学的自然避孕法并非简单的"安全期避孕"。自然避孕法是基于动态的个人生理指标（基础体温、宫颈黏液、宫口位置）的观察、记录和分析，是专业医学领域的一门独立学科，具有科学严谨的理论基础。而常见的"安全期"只是根据月经时间和个人经验进行估算，不属于科学的避孕方法范畴。避开排卵受孕时间而避孕，成功率为70%~80%，非常方便且性生活时不影响性感受。

缺点：只适于月经周期非常规则的女性。这样的女性是在下次月经前的14~16天排卵，在此日期前后的2~4天内不安全，其他日期则是安全的。最好偶尔使用，长期使用会很不安全。

### 5. 体外排精

体外排精是指在性交接近高潮、即将射精的瞬间，人为中断性交，在女性阴道外排出精液的做法。体外排精避孕法虽然简便，但并不可靠，失败率较高。其失败原因主要有以下三点。

（1）性爱过程中，随着性兴奋不断提升，男性生殖系统内的各种腺体分泌开始活跃起来，分泌液和部分精囊液会在射精前，就溢出尿道口并进入女性生殖道。这部分分泌液里就含有一定数量的精子细胞。

（2）许多男性掌握不好射精的准确时间，阴茎拔出阴道的时间太晚，很容易造成精液留在阴道内或阴道外口处。

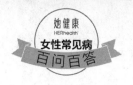

（3）遗留在女性阴道口周围、男性阴茎或其他部位的精液，会因为任何可能的原因进入女性生殖道内。

体外排精是一个十分古老的话题，有关它的利弊一直存在许多争论。虽然现代避孕技术已有了极大进步，避孕效果也日臻完善，但仍然有相当多的夫妇选择体外排精来达到避孕目的。殊不知，这一方法可能会导致一系列的不良反应，因此不提倡用这种方法。

### 6. 哺乳闭经避孕法

孕妇分娩后，脑垂体分泌大量的催乳素，促进乳房分泌乳汁。由于体内催乳素增高，卵巢对促性腺激素反应较差，卵泡停止发育，因而不排卵，也没有月经。另外，产后婴儿哺乳，经常吮吸乳头也能刺激脑垂体分泌催乳素，从而抑制卵巢排卵，并持续数月之久，有些妇女可长达1年或1年以上。所以，哺乳具有避孕作用。国外一项研究资料表明，在产后6个月内若母亲完全或接近完全哺乳（指偶尔给婴儿补充食物）并且月经尚未恢复，避孕率可高达98%。

计划生育项目指南中哺乳闭经避孕法包括3个标准，为确保对非计划妊娠的有效防护，必须完全符合标准：①闭经；②完全或近乎完全母乳喂养；③产后6个月内。

### 7. 手术绝育法

"结扎术"通常被认为是一种小手术。有时候，"结扎"被用于特指输精管结扎术或输卵管结扎术，这些手术早期是永久的、不可逆的避孕手术，但现在的医学已经能够实施输精管复通术和输卵管复通术。

结扎分为输卵管结扎和输精管结扎两种，输卵管结扎是把输卵管切断，结扎以后，使精子和卵子不能相遇，以达到永久避孕的目的。输精管结扎是通过输精管切断、结扎，或采用电凝、栓堵、化学药物等闭塞输精管，从而阻断了精子的输出而达到避孕的目的。

（1）男性结扎：这是一种永久性的避孕方式。避孕原理是把由睾丸运送精子往阴茎的输精管切断，使精子无法进入精液内而排出体外。此永久避孕法只适合不想再生育的夫妇采用。男性接受结扎手术后，并不立即有永久避孕功效，故手术后还要采用其他可靠的避孕措施，直至经过了两次检查，证明已完全无精子的存在，才可放弃其他避孕措施。

（2）女性结扎：是通过输卵管结扎的方法达到避孕的目的。输卵管结扎术是输卵管绝育术的一种，绝育是采用人工的方法使育龄妇女达到永久性避孕的目的，目前有输卵管结扎术（手术绝育）与药物粘堵术（药物绝育）两种方法。这也是一种永久性的避孕方法，它是控制人口增长速度的主要措施，在我国特别是在农村，直到现在还在选择这种避孕措施。

## 口服避孕药仅仅只用于避孕吗？

口服避孕药的使用已经有将近50年历史了，期间不断发展，避孕效果越来越好，副作用越来越少。目前我们临床上常用的短效口服避孕药，主要有去氧孕烯炔雌醇片、炔雌醇环丙孕酮片、屈螺酮炔雌醇片等。

那么，避孕药都有什么作用呢？仅仅只用于避孕吗？NO！我们一起来看看吧！

### 1. 避孕作用

口服避孕药的主要成分为雌激素与孕激素，主要通过抑制排卵、改变子宫颈黏液性状阻挡精子进入子宫、改变子宫内膜形态与功能不利于受精卵着床、改变输卵管功能，阻碍受精卵运送到子宫腔等作用，从而达到避孕目的。如果正确使用，避孕有效率能达到99%，对生育无影响，停药后即可恢复排卵，而且本身不会造成胎儿畸形。

### 2. 治疗异常子宫出血

对于子宫本身没有病变，只是内分泌功能失调导致的子宫出血，口服避孕药可以起到良好的止血作用。如果因为出血多已经出现中、重度贫血的患者，还可以通过增加服药天数来推迟月经，待贫血纠正后再停药让月经来潮。另外，口服短效避孕药还可以减少月经量、规律月经周期、治疗排卵期出血。

### 3. 缓解经前期综合征

经前期综合征主要表现为月经来潮前躯体不适、精神焦虑抑郁、工作效率低下等表现，目前认为可能与经前期体内雌孕激素水平波动性下降有关，所以口服避孕药可以抑制排卵，避免体内性激素水平波动，从根源上缓解经前期综合征的症状。

### 4. 治疗女性痤疮、多毛

女性痤疮、多毛与体内雄激素过多或者对雄激素过度敏感有关，避孕药中的孕

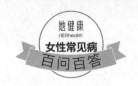
激素有降低雄激素作用，从而有效治疗痤疮和多毛。研究显示，一般服用避孕药6个月可明显减少皮肤的皮脂分泌，改善痤疮。因为毛发的更新比较慢，所以，治疗多毛，最少也需要6个月才能起作用。

### 5. 治疗子宫内膜异位症、子宫腺肌症、痛经

口服避孕药作为原发性痛经和子宫内膜异位症相关疼痛的一线治疗，已被列入《复方口服避孕药临床应用中国专家共识》，并可治疗子宫腺肌症引起的相关疼痛及月经过多。

### 6. 治疗慢性盆腔痛

慢性盆腔痛表现为发生在盆腔、前腹壁、腰背及臀部的非周期性疼痛，严重影响女性朋友的生活质量。口服避孕药是治疗该疾病的首选。

### 7. 治疗子宫肌瘤导致的月经量多及不规则出血

子宫肌瘤发病机制不太明确，可能和性激素有关。研究显示，应用口服避孕药可以减少月经量并且规律月经，但不能缩小子宫肌瘤。对于没有手术指征的子宫肌瘤患者可以采用口服避孕药保守治疗。

### 8. 治疗盆腔炎症性疾病

由于女性生殖器构造的特殊性，所以盆腔炎性疾病发病率较高。口服避孕药可以增加宫颈黏液黏稠度阻挡细菌上行侵入子宫及盆腔；减少月经，降低盆腔感染的机会；另外，还可以通过避孕作用，避免人工流产手术造成的盆腔感染。

### 9. 治疗子宫内膜息肉

子宫内膜息肉的发病率在2.7%~8.0%，可能与持续高雌激素和炎症局部刺激有关。口服避孕药对子宫内膜息肉有良好的保护作用，可作为子宫内膜息肉的保守治疗方法，还可预防手术后息肉复发。

## 不同的人群应怎样选择避孕方法？

避孕是育龄期女性一直都很关注的事情，虽然说避孕的方式有很多种，但是具体要选择哪一种避孕方法还是要根据您的实际情况来决定。女性所处的生理时期不同，生育计划不同，要选择的避孕方式也是不同的，下面的问答教您如何选

择适合您的避孕方式。

## 未生育的女性如何选择避孕方法?

对于从未生育过的女性来说，如果暂时没有生育计划，那么应该选择一种避孕效果好、可逆的避孕方式。例如复方避孕药（短效避孕药），它可以调整月经周期，特别适合于月经周期不规律的未生育的女性。除此之外，从未生育过的女性还可以通过使用避孕套或者是外用杀精等方式来避孕。特别需要说的是青少年更需知晓避孕知识，一般情况下，青少年可以使用任何一种避孕方法，但更推荐避孕套和短效避孕药。

## 新婚夫妇如何选择避孕方法?

对于新婚夫妇而言，如果暂时没生育打算，首选复方口服避孕药，亦可选避孕套或外用避孕药。

## 对于已有孩子的夫妇如何选择避孕方法?

已有一孩夫妇首选宫内节育器、皮下埋植，亦可选用避孕套，长效、短效口服避孕药，避孕针。

已有二孩或二孩以上夫妇首选男女绝育手术、宫内节育器、皮下埋植，亦可选用避孕套，长效、短效口服避孕药，避孕针。

## 流产后女性如何避孕?

流产后女性可以马上服用复方口服避孕药（短效避孕药）、单纯孕激素避孕药；暂无生育要求的，也可选用注射复方避孕针、皮下埋植剂，或选择带铜节育器或左炔诺孕酮节育器而无需再采用其他避孕措施。

## 哺乳期女性如何避孕?

哺乳期的女性不能选择对乳汁有影响的避孕方法。哺乳闭经避孕法是一种高效的临时避孕方法。然而，为维持有效避孕，在月经恢复、母乳喂养的频率和持续时间减少、开始奶瓶喂养或婴儿已满6个月时，必须使用另一种方法，如宫内节育器，也可选用避孕套和外用避孕药。

### 产后不哺乳妇女如何避孕？

如果产后21天以上，月经未恢复而且能确认未怀孕，可以选用复方口服避孕药或复方避孕针、皮下埋植剂，服药后7天内应禁欲或采取其他避孕措施。

如果月经已恢复，可以在月经来潮的5天内服用复方口服避孕药，或7天内注射第一针复方避孕针或用皮下埋植剂。

### 安全期避孕法安全吗？

安全期避孕法（标准日期法）属于自然避孕方法，只需要计算排卵期，属于一种低效的避孕方法。一般针对月经周期特准的、生活特别规律、排卵比较规律的女性比较有效。它之所以低效是因为排卵受很多因素的影响，包括工作忙、压力大、饮食、生活方式改变都会使排卵提前或者延迟，所以计算排卵日就会遇到困难，不那么准确。安全期避孕法不适用于一年内有2次或2次以上的月经周期不在26~32天范围内的女性，对于月经规则的女性，月经周期的第8~19天仍需采用其他避孕方法。

### 体外射精避孕率高吗？

体外射精算避孕方法，但成功率很低，一般使用的失败率有30%。在射精之前决不允许有一点精液流出来的。但是对于年轻人一般不可能控制，在射精之前可能已经有精液流出来了，虽然把一部分射在体外了，但是体内的一小部分也足以让女性怀孕，所以是低效率的方法，而且失败率很高。

### 流动人口可选哪些避孕方法？

避孕套是首选的方法，另外可选用各种探亲避孕药、复方口服避孕药或各种外用的避孕药。

### 绝经过渡期的女性如何选择避孕方法？

绝经过渡期女性虽然卵巢功能衰退，但仍有怀孕的可能，仍需避孕。原来已放置宫内节育器，可继续使用到绝经后半年到1年内取出。未放置宫内节育器的可选择外用避孕药和避孕套等，不宜采用口服避孕药或注射避孕药。

### 对于患有急慢性肝炎、肾炎的女性如何避孕？

对于患有急慢性肝炎、肾炎的女性避孕时不要用口服避孕药或避孕针，可采用避孕套或外用避孕药。

### 患有心脏病的女性如何避孕？

建议使用避孕套或外用避孕药为好。如果已有子女或虽无子女但心脏代偿功能不好，不宜生育，最好男方施行结扎术。

### 男性输精管结扎后还需要避孕吗？

男性输精管结扎后应等待3个月才能依赖其避孕，在此期间可以有性生活，但应采取其他的避孕措施，3个月后最好进行精液检测，可确认结扎手术是否达到了避孕效果。

### 由另一种激素避孕方法如何更换为复方口服避孕药？

如果一直坚持并正确使用激素避孕方法或确认未怀孕，可马上开始口服短效避孕药，无需等到下次月经；如果以前使用激素避孕针，应在预期下次注射的时间开始服用复方口服避孕药，无需采取其他避孕措施。

### 由非激素避孕方法如何更换为复方口服避孕药？

可在月经来潮的5天内开始服用，无需采用其他避孕措施；如能确定未怀孕，也可随时开始服药，如果是在月经来潮的5天后开始服药，服药后的7天内应禁欲或采取其他避孕措施，如避孕套。

### 特殊育龄人群如何选择避孕方法？

性传播疾病危险的夫妇，应使用避孕套。可单独使用，也可与外用避孕药联合使用，既可预防感染又可提高避孕效果。

对于从事强体力劳动的女性，宫内节育器引起出血、疼痛的副作用发生率较高，因此可选用口服避孕药、避孕针、皮下埋植（一孩妇女）、男女性绝育术（二孩或二孩以上妇女）避孕。

从事化工、药品生产的女性，应尽量避免使用激素类避孕药，而宜选用宫内节育器或外用避孕工具。

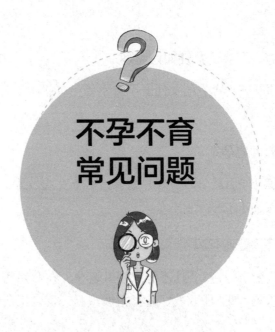

## 女性不孕的原因有哪些?

不孕是人类繁衍史上的一个难题,原因多种多样,有女性原因,有男性原因,也可能没有原因。科普不孕原因之前,我们首先科普生命孕育的条件及过程。

### 生命的孕育需要什么样的条件呢?

一个生命的孕育需要种子(精子和卵子)、运送种子的通道(阴道、子宫、输卵管、卵巢)、种植种子的土壤(子宫内膜)。精先生和卵小姐的结合需要精先生力战群雄,长途跋涉。这期间的任何一环出现问题都会导致不孕。

### 孕育生命的过程是怎样的呢?

生命的孕育是一个神秘的过程。男女性交之后,男性射出上千万的精先生们,首先经过女性阴道。对阴道有保护作用的酸性的环境,对精先生们而言并非好事。精先生们会损兵折将一部分,然后需要通过宫颈管前行进入宫腔。精先生们只有在宫颈黏液稀薄情况下才可以通过。当宫颈黏液浓稠或有炎症时,又有一部分精先生被淘汰,宫颈黏液随月经周期的不同呈不同性状,只有在排卵期才呈稀薄。有幸进入广阔宫腔的精先生们不敢懈怠,努力前行寻找输卵管的开口。当宫腔有炎症、异常分泌物、突出物时又会阻止一部分精先生们的前行。而狭窄的输卵管间质部与峡部又如千军万马过独木桥一样，只有一小部分优秀的精先生们历经万险，通过输卵管间质部、峡部到达相对宽阔的输卵管壶腹部，所谓的"洞房"，等待与卵小姐的结合。最终能与卵小姐结合的只有一个精子精英。如果3天之内未能等到卵小姐的到来，精先生也只有抑郁而终。

卵巢是生产卵子的工厂，每个月有一批原始卵泡同时开始生长发育，但是只有1~2个卵泡发育成熟，并将其中的卵细胞排出卵巢。排出的卵子被输卵管的伞端（即末端）拾取，在输卵管纤毛的作用下运送到输卵管壶腹部，等待精先生的到来（如果24小时内未有精先生与之约会，卵小姐将会随风凋零）或与已到来的精先生结合形成受精卵，再由输卵管纤毛蠕动将受精卵运送至宫腔种植发育成为一个新的生命。

## 哪些原因可以导致女性不孕呢?

### 1. 种子问题（不排卵或排卵障碍）

虽然卵巢每月都有卵泡发育，但是由于种种原因，并不是每月都有成熟卵泡或卵子排出。常见的原因有：多囊卵巢综合征、卵巢早衰。卵巢受上级领导（垂体和下丘脑）的调控，当上级领导因病不能发布正常的命令时，卵巢也不能正常排卵，如减肥导致的神经性厌食引起过度消瘦、精神紧张；剧烈运动导致的闭经、高泌乳素血症、席恩综合征等。

### 2. 通道问题（生殖道异常）

（1）宫颈因素：宫颈严重糜烂，分泌物异常影响精先生的通过，宫颈内口松弛及宫颈管过短影响胚胎种植的安全性。

（2）子宫因素：宫腔外来客——子宫黏膜下肌瘤、子宫腺肌症、子宫内膜息肉，不仅影响精子的通过，还干扰受精卵的种植着床；宫腔手术后的宫腔粘连引起通道被阻塞。

（3）子宫各种畸形：外形如马鞍的鞍形子宫，原本单人间被隔成双人间的纵隔子宫、双角子宫、单角子宫等。

（4）输卵管因素：盆腔炎或盆腔手术后造成的盆腔粘连，输卵管不通，精先生无法通过，输卵管伞端粘连或功能异常无法拾卵均不能使精先生与卵小姐相见约会。

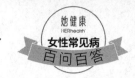
### 3. 土壤问题（子宫内膜贫瘠或过度肥沃）

多次人工流产、结核的破坏或宫腔手术后引起的子宫内膜过薄（土地贫瘠或所谓的盐碱地），子宫内膜增生或病变导致的内膜过厚，子宫内膜息肉均影响受精卵的着床种植，导致不孕。受精卵在种植过程中若子宫内膜无法与之同步增厚亦会导致不孕。

### 4. 其他因素

受精卵早期发育缺陷而致的优胜劣汰，子宫内膜异位症导致的盆腔粘连，免疫性疾病、全身疾病、不明原因的不孕等。

女性不孕的原因复杂多样，但我们不要气馁，经过医生的检查诊断可以找到一种或几种原因，经过针对性治疗，达到成功助孕的目的。

# 肥胖会导致不孕吗？

不孕门诊经常能够看到体型较胖的女性，是不是所有肥胖的人都不好怀孕呢？

## 体重多少才是肥胖？

我们首先要了解一下BMI，即身体质量指数。使用体重（kg）与身高（m）的平方的比值，是目前国际上常用的衡量人体胖瘦程度以及是否健康的一个标准。计算公式：体重指数BMI=体重（kg）/［身高（m）］$^2$。正常范围：18.5~23.9。24.0~27.9为超重，≥28为肥胖。现在请你拿出计算器，看看自己的体重在哪个范围里吧！

## 肥胖对人体有哪些危害？

从西医学的角度来说，肥胖并不是福，肥胖本身并不致命，但由肥胖所带来的高血脂、糖尿病、冠心病、高血压、脂肪肝等一系列的疾病都会严重危害身体的健康。

研究证明，身体的脂肪在女性生殖中起着重要的作用，它是启动和维持女性生殖功能的重要因素。我国城市少女初潮年龄也有提早的趋势，而且，胖的女孩初潮早，消瘦的女孩会稍迟。体重过高或过低，都会影响机体的代谢功能，影响下丘脑-垂体-卵巢轴的功能，如肥胖妇女的闭经与不孕发病率明显升高；训练有素的运动员、舞蹈演员、体操运动员和过分控制体重的人常发生闭经。在原发不孕中排卵功能障碍者 6%是由于肥胖，6%是由于体重过低，即 12%是由于体重异常引起的内分泌紊乱，其中70%通过调节饮食及运动达到适当的体重可以自然受孕。少女患神经性厌食症，体重下降至一定程度则引起闭经。同时体重过低时也不能胜任妊娠及分娩的工作。肥胖可能导致多囊卵巢综合征的患病风险增加，并造成生育能力及卵细胞质量下降。身体脂肪的增加改变了机体胰岛素的分泌和对胰岛素的敏感性，并在细胞水平减少了脂肪、肝脏和肌肉等组织中的胰岛素受体数，机体的调节作用使胰岛素分泌增加，造成高胰岛素血症和胰岛素抵抗。高胰岛素血症又可以导致高雄激素血症，加重生殖系统功能紊乱。过多的游离雄激素又可抑制卵泡发育，引起闭经及不生育。

引起肥胖的原因很多，如遗传因素、肾上腺皮质疾病、卵巢疾病、脑病、糖尿病等。有研究显示，父母双方皆为肥胖者，后代肥胖的发生率为 73%；父母有一方是肥胖者，则发生率为 41%；父母双方均不肥胖，发生率则为 9%。最常见的是单纯性肥胖。这可能与生活方式、饮食习惯有关。长期摄入食物所产生的热量超过机体活动所消耗的需要，剩余的热量就会转化为脂肪贮存在体内。所以，适当的控制饮食和运动对保持正常的生育功能是十分重要的。

## 盆腔炎是不孕的罪魁祸首吗？

有生育要求的女性朋友，一旦发生盆腔炎，最想问的一定是"会导致不孕吗？"是的，盆腔炎是导致女性不孕的重要原因之一。盆腔炎的患者10%会发生不孕，不孕女性中约1/3是由于输卵管的慢性炎症所致。因此，可以说盆腔炎是导致女性不孕的罪魁祸首。

盆腔炎导致不孕的原因主要有三方面：①盆腔结构的改变（盆腔粘连，正常生理结构消失）；②输卵管内部结构改变（输卵管粘连堵塞、积水、瘢痕和伞段闭锁）；③卵巢周围炎症引起的排卵障碍。

输卵管通畅及蠕动功能正常是受孕必不可少的条件，输卵管峡部的管腔直径只

有1~2mm，故输卵管峡部及伞端很容易受到炎症因素影响，发生粘连或完全闭锁，因而使得输卵管伞端无法拾取卵子或者拾取的卵子无法通过峡部与精子结合而致不孕；或输卵管管腔不完全阻塞，导致异位妊娠的发生。盆腔炎的再次发作，可使输卵管因素不孕的风险成倍增加。子宫内膜炎会影响子宫内膜再生、修复和正常收缩而导致不孕。盆腔炎症破坏卵巢功能，使激素分泌紊乱，影响排卵，使卵泡不能正常发育成熟或破裂也可导致不孕。此外，患有盆腔炎时，阴道分泌物增多，改变了阴道内正常的酸碱环境，同时稀释了精液，影响精子的穿透与活力而导致不孕；同时由于感染使局部的非特异性免疫反应加强而导致抗精子抗体的产生，影响精子的运动和穿透力，干扰已着床胚囊的生长发育并使之变性、流产，从而影响生育。

不孕不育与盆腔炎发作的次数及发作的严重性直接相关。根据统计资料表明：盆腔炎发作1次后的不孕率为19.5%，2次后不孕率为其2倍，达到40%左右。国内近年有文献报道3次发作的盆腔炎其不孕率高达60%。盆腔炎后长期盆腹腔疼痛的患者，不孕的危险性明显增加，有症状超过2天并住院治疗者其不孕率比短于2天者多出2倍。

# 反复流产有什么危害？

子宫内膜良好的周期生长状态，保证了女性每月月经的准时报到，也保证了月经量的恒定，最重要的是良好的、肥沃的子宫内膜为胚胎准备了最佳的温床。

对于女性而言，每次人工流产都可能引起子宫内膜受损，次数越多，子宫内膜发生不能修复的可能性就越大。反复流产就可能破坏子宫内膜，从而会出现月经减少、闭经、不孕等情况。每一次人工流产都会引起不孕的风险，这是一种概率事件，谁也无法保证小概率事件发生的节点。但是反复流产就把这种小概率事件变成了大概率事件。同时多次的人工流产还可导致阴道输卵管炎症、宫颈损伤诱发输卵管病变，使患宫颈病变的概率大大增加。

保护女性的内膜，保护孕育胚胎的土壤，从减少人工流产开始吧！

# 无痛人流真的轻松无害吗？

无痛人流是指在静脉麻醉下进行的人工流产手术，就是在吸宫流产手术基础上，加用静脉全身麻醉，手术中没有痛感。手术是无痛了，就真的没有伤害了吗？

人工流产手术是指用手术的方法终止妊娠，也就是"人工"终止妊娠。包括：负压吸引术和钳刮术等；负压吸引术就是用一根中空的吸管进到宫腔，通过负压将子宫内胚胎组织吸出来，而钳刮术是用卵圆钳将子宫内大块的胚胎组织夹出来。

## 人工流产会造成哪些病理损伤？

（1）破坏生理防御机制。

（2）子宫内膜受损。

（3）宫血逆流。

（4）H-P-O轴功能失调。

（5）免疫异常。

## 人工流产手术有哪些风险？

（1）出血。

（2）感染。

（3）子宫穿孔。

（4）吸宫不全。

（5）麻醉风险。

（6）人流综合征。

（7）羊水栓塞。

（8）宫腔粘连。

## 人工流产近期并发症有哪些？

（1）输卵管阻塞。

（2）盆腔炎。

（3）宫腔粘连。

（4）子宫内膜异位症。

（5）内分泌紊乱。

### 人工流产对生育的远期损害有哪些?

（1）继发不孕。

（2）异位妊娠。

（3）妊娠结局不良（早产、反复流产、胎盘异常）。

（4）月经异常（月经紊乱、闭经）。

### 人工流产导致盆腔炎的病理机制是什么?

（1）造成宫腔创面。

（2）使宫颈内口松弛。

（3）破坏宫颈黏液屏障。

（4）破坏阴道微环境。

## 中期流产有哪些伤与痛?

临床上经常有孕中期要求流产的患者，有的是胎儿发育异常或死胎，有的是有全身性疾病不能继续妊娠，有的是怀孕期间发生了意外如外伤致胎盘早剥等，还有一部分为了选择胎儿性别。那么，大家知道什么是中期流产吗? 中期流产的方式有哪些? 什么情况下不能流产? 此时流产的危害有哪些? 中期人工流产后会影响下次怀孕吗? 流产后需注意什么? 如果大家对上述问题有兴趣，我们就一起梳理一下有关中期妊娠流产的问题吧。

### 何谓中期流产?

中期流产是指在妊娠12~27周孕妇因全身性疾病不适于继续妊娠或因胎儿先天性畸形、遗传性疾病等原因而进行的引产术。

### 中期流产的手术方式及禁忌证有哪些?

#### 1. 水囊引产

（1）适应人群：妊娠14~27周要求终止妊娠者。

（2）禁忌证：①瘢痕子宫；②生殖道炎症；③严重高血压心脏病等疾病的急性

阶段；④孕期反复阴道流血及胎盘位置异常者；⑤体温超过37.5℃。

### 2. 依沙吖啶引产

（1）适应人群：妊娠14~27周要求终止妊娠者。

（2）禁忌证：①全身健康情况不良不能耐受手术者；②各种疾病的急性期；③急性生殖道炎症或穿刺部位皮肤有感染者；④中央性前置胎盘；⑤对依沙吖啶过敏者；⑥对瘢痕子宫、宫颈陈旧性裂伤等为相对禁忌证。

### 3. 米非司酮配伍米索前列醇引产

（1）适应人群：妊娠8~16周要求终止妊娠者，是近年国内外研究的重点，并已在全国多家医院安全应用。

（2）禁忌证：①有肾上腺激素分泌异常、糖尿病等内分泌疾病，肝肾功能异常等；②有血液系统及血栓栓塞病史，贫血等；③有心脏病、高血压、青光眼、哮喘、癫痫、严重胃肠功能紊乱等；④生殖道炎症；⑤胎盘位置异常；⑥过敏体质；⑦吸烟超过15支/日或酒精成瘾者。

### 4. 经腹剖宫取胎术

（1）适应人群：妊娠16~24周要求终止妊娠者，其他引产方式失败或不适合其他引产方式，需在短时间终止妊娠者。

（2）禁忌证：①各种疾病的急性期；②手术部位皮肤有感染者；③心力衰竭等不能耐受手术者；④体温超过37.5℃。

## 中期流产需住院吗？能选择无痛术吗？

上述4种引产方式均需住院，可选择无痛分娩术及无痛清宫术。

## 中期流产有哪些危害？

出血、失血性休克，羊水栓塞、弥散性血管内凝血，子宫穿孔、破裂、软产道裂伤，药物过敏，其他脏器损伤，宫内残留，继发感染，人流综合征，月经不调与继发不孕，手术失败，宫腔粘连、内膜损伤等。

## 流产后需注意什么？

（1）禁房事、盆浴1个月。

（2）流产后需复查B超，了解宫内残留物情况，如残留较多需行清宫术。

（3）术后需注意出血及恶露情况，如出血多、持续腹痛及发热、出血时间长需随时就诊。

（4）按相关规定休息2~4周。

# 复发性流产，我该何去何从？

经常有患者说："医生，我都流产好几次了，是什么原因呢？"下面我们一起来看看复发性流产的一些问题。

## 什么是复发性流产？

复发性流产是指女性与同一性伴侣发生连续3次或3次以上在妊娠20周之前的胎儿丢失。

复发性流产分为：①原发性复发性流产：指从未有活婴出生的复发性流产。②继发性复发性流产：指曾有正常分娩的复发性流产。

## 什么原因会导致复发性流产的发生呢？

复发性流产的病因主要包括：遗传因素、生殖道解剖结构异常、内分泌因素、生殖道感染、血栓性疾病、免疫因素、环境因素、生活习惯、心理因素及某些男方因素等。

## 应怎样去检查或发现呢？

常规来说孕早期自然流产胚胎染色体异常的发生率较高，而复发性流产大多为染色体数目的异常。胚胎染色体异常在单次流产时属于自然淘汰，但连续发生的流产就必须给予重视。

对于不明原因的复发性流产，我们常规建议患者行流产胚胎的绒毛膜染色体检查（FISH或染色体微阵列检查）。在备孕前可行：①夫妻双方染色体检查；②内分泌检查：甲状腺功能检查、黄体功能检查、月经第二天女性性激素检查、有否糖尿病及女性盆腔B超等；③免疫因素检查：抗磷脂抗体、封闭抗体、淋巴细胞检查、血栓前状态相关因素检查；④生殖道解剖结构检查：检查是否为双角子宫、双子宫，是否有宫腔粘连、子宫颈功能异常等。

### 发现原因后应该怎样治疗呢？

正常情况下，所有的检查均应在备孕前完成。自身免疫功能异常时可能导致胚胎停止发育而发生流产，主要与抗磷脂综合征、系统性红斑狼疮及干燥综合征等自身免疫性疾病和自身抗体有关，其中与复发性流产关系较为密切的自身抗体是抗磷脂抗体。抗磷脂综合征的发病由遗传因素和环境因素共同决定，其中以抗心磷脂抗体等最具有代表性和临床相关性。抗心磷脂抗体如不治疗，再次妊娠的活产率约为10%；若孕前单用小剂量阿司匹林治疗，孕期联合低分子肝素等治疗活产率可明显上升。

对于黄体功能不足者可予每天注射黄体酮注射液或口服黄体酮制剂，但要考虑到对肝脏功能的药物性损伤，定期复查肝功，如出现异常时可停止注射剂、口服黄体酮制剂，改用阴道给药。黄体酮软胶囊：每天剂量200~300mg，但只能用到孕期前3个月。阴道放药副作用少，且吸收较好。

同种免疫异常可予免疫球蛋白被动免疫治疗。

自身免疫异常可予泼尼松、甲泼尼龙、羟氯喹等治疗，孕期可使用。

# 多仔丸的是与非

很多女性朋友在备孕过程中，都听说过一个神秘的药丸——多仔丸。多仔丸究竟是什么？吃了多仔丸是否可以怀上双胞胎呢？是不是所有人都可以吃？吃了它会有危害吗？

### 什么是多仔丸？

多仔丸的医学名称是"克罗米芬"。它是一种促排卵药物，是针对一些有排卵障碍的女性，通过药物的调节，从而实现排卵，达到怀孕的目的。

### 吃多仔丸究竟有危害吗？

现实生活中许多人为了怀双胞胎，做到"一箭双雕"，未经医生允许，私自口服多仔丸，甚至成了一种风尚。这样做真的好吗？

通常育龄期女性每个月只有一个卵子成熟并排出，同时可以排两个卵子的情况

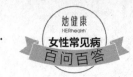
比较罕见，但是服用促排卵药物后可以排出两个甚至多个卵，如果同时受精，就可以形成双胎或者多胎。

但是排出的卵子过多，最直接的影响就是过度刺激卵巢，使卵巢过度膨胀、雌激素明显上升，引发代谢异常。可会出现胸水、腹水、肝肾功能损害，甚至血栓形成而危及生命。并且，双胎或者多胎妊娠也会出现多种不良后果。双胎妊娠并发贫血是单胎妊娠的2.4倍，妊娠期贫血对孕妇及胎儿均可造成不良影响，如贫血性心脏病、胎儿生长迟缓、胎儿宫内窘迫、产后出血及产褥感染等。同样，早产、难免流产、胎儿生长受限等并发症更是容易出现。

因此，各位备孕的准妈妈们，切不可盲目为了追求"数量"而忽视了质量。毕竟，宝宝的健康才是最重要的。多仔丸并不是一本万利的买卖。尊重自然，遵守规则，这才是王道。

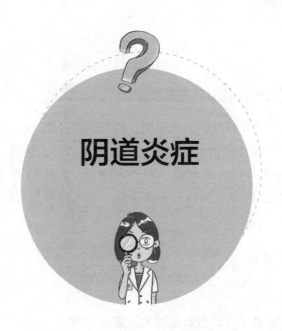

# 阴道炎症

## 性病一二三，你了解多少？

走进性病门诊的患者大部分都有着难言之隐，常常是被恐怖、焦虑侵袭着。那么，性病——你了解多少？

### 什么是性病？

性病（STD）是由性接触、类似性行为及间接接触所感染的一组传染性疾病，它们不仅在性器官上发生病变，还可以通过淋巴系统侵犯性器官所属的淋巴结、皮肤黏膜，甚至通过血行播散侵犯全身重要的组织、器官。也就是指以性传播为主要途径的一组传染性疾病，包括梅毒、淋病、非淋菌性尿道炎、生殖器疱疹、尖锐湿疣、细菌性阴道炎、软下疳、性病性淋巴肉芽肿、艾滋病以及性传播疾病间的合并感染等，不但给人们的身体健康带来了极大的威胁，还严重影响了性生活质量，想要摆脱性病的困扰，就得先从了解性病开始。

### 全球性病的发病情况是怎样的？

性传播疾病在全世界范围内流行。近20年来，人们生活方式的转变，尤其是西方的性自由、同性恋、性犯罪使欧美国家的性病患病率急剧增加，估计全球每年新发生的性病患者超过2.5亿，特别是艾滋病的流行、扩散已殃及世界各地，每年约有

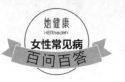

近万人死于艾滋病。

## 性病病原微生物对外界抵抗力到底有多强?

性病病原微生物对外界抵抗力并不强,性病病原体离开人体后都会很快死亡,因此,大大减少了间接传染的危险。如梅毒螺旋体离开人体后在干燥环境中1个小时就自行死亡。淋球菌有自溶现象,离开人体后,菌细胞可自行溶解,"自杀身亡",即使不自溶也会在短时间内失去传染性。令人恐惧的艾滋病病毒离开人体后也迅速失去传染性。

## 性病的传播途径有哪些?

### 1. 性行为传播

性交是主要的传播方式,占95%以上。其他的性行为包括口交、肛交、手淫、接吻、触摸等,可增加感染机会。

### 2. 间接接触

通过血液和血液制品、胎盘、产道、母乳、医源性、职业性、器官移植等途径传播。

## 患性病后能产生牢固的获得性免疫吗?

很多传染病都可以获得病后免疫,有的免疫力可维持终身,再次接触该种微生物不会再发病,例如天花、麻疹等。而性病不然,得过后可再度感染再次发病。人对性病几乎不存在足以预防感染的先天性免疫。皮肤黏膜是人体天然的疾病防御屏障,即使人每天与数不胜数的有害微生物接触,也很少被感染,即使碰破了皮,三五天也就自然康复了。性病大部分通过生殖器黏膜感染,黏膜对性病病原微生物几乎无抵御能力,一旦感染,发病在所难免。

## 性病检查在男女两性的差别是什么?

男性的外生殖器位置暴露,直接检查即可。对女性则需借助扩阴器做内检,才能观察到阴道和宫颈的病变。发生在阴道或宫颈的尖锐湿疣,如果病变小或部位隐匿,易漏诊。此外,实验室检查方法在男女两性中的敏感性和特异性上也有差异。例如分泌物涂片革兰染色检查,对男性淋病的诊断敏感性和特异性达95%~

99％。但在女性中，分泌物涂片革兰染色检查的敏感性仅有50％左右，也就是说用涂片检查诊断女性淋病，有一半的患者会漏诊。因此女性淋病的诊断需要做分泌物细菌培养。

## 性病该怎么预防？

一方面要洁身自好，提倡一夫一妻制，不要婚外性生活。另一方面不要过度恐慌，一般的生活不会传染性病，比如握手、谈话等。性传播疾病既然是通过性接触来传染的，所以一定要从性生活、性接触上洁身自好，注意卫生条件，要有规范规律的性生活，这是阻断或者减少性传播疾病的重要环节。对待已患性病的患者不要有过大的精神压力。作为家庭成员来说，要说服患者积极治疗的同时注意保护自己。作为性病患者本人，应避免跟家人及配偶之间密切接触，以免造成传染机会。另外注意各方面的卫生条件，卫生品、工具要隔离，有些性传播疾病不排除有通过浴盆、毛巾这种生活用具传播的可能，这些方面都要考虑到。得了性病也不要过度恐慌，要到正规医院接受治疗，以免延误病情。

## 性病有没有有效疫苗？

脑膜炎球菌和淋球菌同属奈瑟菌属，很多特性极为接近，虽然脑膜炎菌疫苗早已问世，但仍没有淋菌疫苗。天花疫苗的应用已使天花在全球绝迹，麻疹疫苗、小儿麻痹疫苗、伤寒疫苗、霍乱疫苗等在预防传染病上都起到了重要作用，但迄今为止尚没有有效预防性病的疫苗。

## 性病对配偶和子女的危害是什么？

夫妻间有一人患性病，就会像打乒乓球一样在二人中传来传去，除非双方同时治愈，否则这种传播将无休止地进行下去。婴幼儿与患性病双亲朝夕相伴，生活用品很难隔离开，因此婴幼儿被传染的可能性也不小。有些性病在胎儿时期经胎盘即可传染，如梅毒、艾滋病。胎儿染上梅毒螺旋体，出生时面部可出现先天梅毒特征，从而告知世人：我的亲人患有梅毒。真正伤透了孩子的心。

因此，保持性生活卫生十分重要，要学会自我保护。有性行为的人保持一个性伙伴，减少感染机会；提倡有保护的性行为，即每次性行为使用安全套。定期体检也很重要，可以早期发现一些没有症状的疾病，早期治疗对疗效和经济方面都会非常有益。除此之外，日常生活卫生以及良好的生活习惯对性病的预防也非常重要。

# 人在菌途——阴道菌群与女性生殖健康，你了解多少？

伴随女性一生，始终有一支队伍与女性朋友同生共死，不离不弃，这就是女性阴道内的微生态菌群。随着女性激素水平在体内的变化，这个菌群部队结构特征也随之变化。阴道菌群、女性激素调节和解剖因素共同构成了阴道微生态，成为女性生殖道自我防护机制里的一道重要关卡。

## 健康女性阴道菌群都包括哪些？

健康女性阴道内的微生态菌群种类多样、数量惊人。包括：革兰阳性需氧菌、革兰阴性需氧菌、厌氧菌、支原体及假丝酵母菌等，它们与宿主及环境之间构成了彼此制约、相互协调的动态平衡。乳杆菌作为领军人物，在微生物菌群中占70%~95%，可分解阴道上皮细胞的糖原产生乳酸来维持阴道酸性环境，同时分泌过氧化氢、细菌素、类细菌素和生物表面活性物等特殊武器抑制其他菌和致病菌的生长，还可维持阴道"自净"。

正常微生物菌群通常以1或2种阴道乳杆菌为主，维持着阴道微生态的动态平衡。微生物菌群中乳杆菌以四大家族较为常见：①卷曲乳杆菌家族；②加氏乳杆菌家族；③惰性乳杆菌家族；④詹氏乳杆菌家族。它们通过分泌乳酸与其他微生物竞争营养和上皮细胞受体等多种机制，保护和维持阴道微生态系统的正常，从而免受其他菌种入侵。阴道内小部分微生物菌群由大量厌氧菌构成，包括普雷奥菌属、巨型球菌属、阴道加德纳尔菌、纤毛菌属和阴道阿托波菌。其他如葡萄球菌、棒状杆菌、链球菌、消化性球菌、肠球菌、韦荣球菌、类杆菌、双歧杆菌、假丝酵母菌属以及支原体、脲原体亦可存在。换言之，阴道内的小部分菌群，是由大量厌氧菌群构成，菌员复杂，不乏居心叵测之流。

正常情况下，微生物菌群彼此之间相安无事，其乐融融。一旦机会来临，潜伏于微生物菌群中的"坏菌"、觊觎乳杆菌优势地位的"小弟"，以及浑水摸鱼者，蠢蠢欲动，伺机政变，令微生物菌群陷入动荡不安中。各路微生物大仙你争我夺、各显其能，抢占地盘。城门失火，殃及池鱼，女性的生殖道健康就会受到严重威胁，表现为阴道炎、宫颈炎，甚至发生上行性感染，出现子宫内膜炎、盆腔炎症等。

## 究竟是什么打破了各种菌群的平衡？

微生物菌群中多种菌群的构成比例、共生状态、代谢能力、含量变化等均相互依存，且与宿主关系微妙，维持动态平衡。滥用抗生素、长期熬夜、生活不规律、阴道灌洗、阴道用药、性生活方式、卫生习惯、种族遗传、地域环境等均可使微生物菌群状态受到干扰。阴道酸性环境改变、性激素水平波动、机体免疫力功能低下时，微生物菌群多样性随之变化，引起菌群结构转移、微生态失衡，导致细菌性阴道病、需氧菌性阴道炎、阴道假丝酵母菌病、早产、流产、不孕等一系列临床疾病的发生。

## 妇女一生的不同时期微生物菌群有什么不同吗？

### 1. 新生儿期和儿童期

新生女婴血循环中母体雌激素仍维持较高水平，刚出生时阴道内无菌，微生物菌群在出生后7~8小时开始出现，主要是葡萄球菌、肠球菌和类白喉杆菌等需氧菌。2~3天后厌氧乳杆菌取代了上述需氧菌，形成纯种状态。随着母体雌激素水平的衰退，新生女婴微生物菌群中乳杆菌的含量减少，最终球菌成为优势菌群。

### 2. 青春期

新近研究显示：大部分女孩在青春早期至中期（尚未月经初潮阶段），微生物菌群优势菌群为产乳酸细菌，其中乳杆菌含量最丰富。约1/3女孩微生物菌群优势菌群为加德纳尔菌，其他为无乳链球菌、咽峡炎链球菌等。青春后期女孩月经周期基本规律，乳杆菌数量迅速增加，形成相对稳定的正常菌群定殖。女孩微生物菌群与母亲微生物菌群菌群结构相似。

### 3. 育龄期

微生物菌群结构随月经的周期性变化发生快速、动态的规律性交替。非经期以乳杆菌为主，而月经期乳杆菌数量显著下降，加德纳尔菌含量迅速上升。

### 4. 妊娠期

研究表明，孕妇微生物菌群更稳定，整个孕期微生物菌群缺乏多样性变化，可能与孕期缺乏激素波动、无月经以及宫颈及阴道分泌物性状和性行为改变相关。与非孕女性相比，孕妇微生物菌群组成发生改变，整个孕期4种乳杆菌属数量增加，厌氧菌属数量减少。妊娠晚期微生物菌群与非孕女性微生物菌群相似。如果阴道乳杆菌数量减少，孕妇容易引发早产。

### 5. 绝经期和绝经后期

进入绝经期后，由于卵巢功能衰退，自身雌激素水平下降，女性生殖道黏膜变

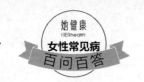
薄，皱襞消失，阴道血供减少，分泌物减少，使女性生殖道内乳杆菌密度降低。绝经后期阴道乳杆菌检测不出。而类杆菌的检出率达40%以上，大肠埃希菌的检出率达35%。此阶段微生物菌群较脆弱，极易受到体内外因素影响而发生疾病，如萎缩性阴道炎、需氧性阴道炎等。

由此看来，阴道菌群是女性生殖道健康的守护神，尽管体积微小，但其数量惊人，功能强大，且与宿主共生共栖，从而维持阴道自净作用，保护女性生殖健康。随着女性一生激素变化，阴道菌群的命运起起落落，只要机体处于健康状态，无人为故意破坏及不良生活习惯影响，阴道微生物部队会自我调节，乳杆菌会利用自己的特有武器和优势地位予以管控，从而保持阴道微生态稳定和平衡，在微生物的菌群世界里生生息息，前赴后继。

所以，自然的，就是最好的。请不要伤害你的生殖健康保护菌！杜绝滥用抗生素、保持健康的生活习惯、不穿紧身不透气的内衣内裤、更年期适时补充雌激素、生活作息规律、心态健康积极，女性才能在漫漫人生路中，与微生物菌群中的各路大仙，同生共栖、携手共赢，维持生殖健康！

# 阴道炎的元凶——病从口入？

经常会有外阴瘙痒、白带多、有异味……我是不是得了阴道炎？我平时挺注意卫生的，怎么会得上阴道炎呢？阴道炎怎么会"病从口入"？

## 阴道炎都有哪些种类？

阴道炎的"家族"很大，但最常抛头露面的有：滴虫性阴道炎、霉菌性阴道炎、细菌性阴道病和萎缩性阴道炎。阴道炎"广交朋友"，与我们大部分女性非常亲近，据世界卫生组织调查显示大约75%的女性一生中至少会得一次阴道炎。

## 阴道炎有哪些症状？

阴道炎初起"闹事"时通常表现为白带增多、颜色异常、伴有臭味等"小打小闹"，但如果不加以打压，它就会影响你的日常生活：因瘙痒而坐卧不宁，且因害羞而难以启齿，阴部恶臭可能遭人讨厌，反复发作而令人心烦，又花钱又麻烦，种种不适对于女性的工作和生活都会造成影响，也会影响到夫妻生活。

### 到底是什么原因导致的阴道炎？

原因很多，但归根结底以下三种最为常见。

（1）有些女性朋友很爱干净，对自己的身体"大洗三六九，小洗天天有"，有的女性朋友还自行购买有杀菌药物成分的洗液清洗，殊不知阴道内有各种各样的菌群生存，其中许多是有益细菌，甚至可以帮助人体抵抗其他有害菌，而如果女性在没有任何疾病的情况下自行使用有杀菌药物成分的洗液清洗，那么等于在杀害有益细菌，自然容易发病。

（2）性生活不洁病菌"从口（阴道口）乘虚而入"。不洁性生活使外来细菌被带入，残留阴道内的碱性精液改变阴道正常的环境，从而导致炎症的发生，但接触不干净的卫生洁具和用品后也可能沾染上阴道炎。日本研究者认为性生活导致的妇科炎症复发率高达90%。在韩国，性爱前互相清洁是夫妻共同的责任，此外，在我国，主动采取清洁措施者不到1%。可见，为了健康，性生活前后清洁卫生应该予以重视。

（3）乱用药贻误病情造成"恶性循环"。大多数女性朋友对妇科炎症没有引起足够的重视，一些女性喜欢忍，加之工作繁忙，喜欢自行到药店买一些所谓的"消炎药"，造成人为地拖延病情，导致阴道炎反复发作。

### 得了阴道炎该怎么办？

一定要到正规医院就诊，针对不同种类的阴道炎做出相应治疗，即所谓的"治病治本"，同时保持积极乐观的精神状态是抵御疾病的好方法，平日应学会适当减压，学会倾诉，不要积压不良情绪，以免为疾病提供可乘之机。另外要加强锻炼，增强体质，多晒太阳，进行有氧运动等，可减少细菌感染和生长增殖的机会。在饮食上要多食富含抗氧化剂的食物，有利于增强机体免疫力、抗感染能力，如维生素A、维生素C、维生素E以及微量元素锌、铁、镁、硒等属于抗氧化物，还有葡萄、柿子椒、苦瓜、西红柿和花椰菜等食物以及姜黄、银杏等草药中含有生物类黄酮、番茄红素等，具有非常强的抗氧化作用。多吃用肉桂和蒜汁两种调料做成的食物，能对抗感染，杀死造成尿道感染的白色念珠菌。最重要的是要注意个人卫生，尤其是性生活卫生，保持外阴清洁干燥，勤换内裤，不与他人共用浴巾、浴盆，不穿尼龙或类似纺织品的内裤，患病期间用过的浴巾、内裤等均应煮沸消毒，阻断病菌从"口"入的途径。

总之，阴道炎并非"穷凶极恶"，但您的确需要关注，否则，真的会闹出点动静的！

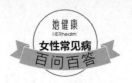
# 滴虫性阴道炎是阴道内长虫子了吗？

下身瘙痒红肿、小便频多疼痛、内裤上总是有黄黄绿绿的污渍，这是个什么毛病？红着脸去医院瞧瞧吧，天啊，滴虫性阴道炎？难道是我这私处长虫子啦！瞬间感觉有无数只虫子肆虐啃噬着全身，说不出的苦楚啊！

## 什么是滴虫性阴道炎？

滴虫性阴道炎是由于阴道直接或间接感染了阴道毛滴虫发生的炎症，是育龄期女性常见的阴道炎。有易感染、复发率高的特点，占妇科炎症的30%~70%。由于可经性交传播，也属于性传播疾病之一。许多女性不了解本病的特点及治疗规律，常反复感染，严重影响生活与工作，还可导致盆腔炎、宫颈癌的发生；若是孕期感染，更会继发胎膜早破、早产等不良结果。

## 阴道毛滴虫是虫子吗？

让我们来认识一下罪魁祸首——阴道毛滴虫吧！阴道毛滴虫是一种寄生在人体阴道及泌尿道的真核生物。长10~30μm，宽10~20μm，极微小，肉眼无法看到，在显微镜下才可以清晰观察。滴虫能在3~5℃生存2日；在46℃时能生存20~60分钟；在半干燥环境中约生存10个小时；在普通肥皂水中也能生存45~120分钟。滴虫最适宜的环境pH是5.1~5.4，在pH 5以下或7.5以上的环境中则不生长。滴虫不仅寄生于阴道，还常侵入尿道或尿道旁腺，甚至膀胱、肾盂以及男性的包皮褶、尿道或前列腺中。

## 感染滴虫后会有什么症状？

女性感染滴虫后，20%~50%患者无症状，称为带虫者，50%患者会有明显的不适，如外阴瘙痒或下腹疼痛，严重的会导致阴道黏膜肿胀、充血，阴道奇痒无比，甚至影响工作、睡眠。阴道分泌物呈黄绿色，稀薄，泡沫样，有时可闻到腥臭味，部分患者会出现性交疼痛，尿频、尿急、尿痛，尿不净，甚至反复的尿路感染。滴虫性阴道炎的症状轻重，取决于全身及阴道局部免疫因素、滴虫感染的数量及毒力强弱。月经期、性交后阴道局部抵抗力弱，容易感染。因本病症状明显，检查及诊断比较容易。在常规的妇科检查中，可明显看到外阴部皮肤红肿、抓痕，阴道壁及宫颈黏膜点状出血，即所谓的"草莓斑"或"蚤咬斑"。显微镜下做阴道分泌物湿片检查是滴虫性阴道炎最常用的诊断方法，往往一眼就能看到蠢蠢欲动或是横冲直撞的虫子们，一旦镜下看到了滴虫，诊断可立即确立。

## 滴虫是怎么感染的?

阴道毛滴虫感染有直接和间接两种方式。直接方式是性传播。滴虫性阴道炎的主要危险因素是配偶感染。男性感染毛滴虫后往往没有症状，因此，无防护的性生活可直接导致女性感染本病。间接方式可通过共用洗脸、洗脚、洗会阴的盆，公用浴巾浴具，卫生管理不规范的泳池、浴池，公用马桶等感染，尤其在卫生设施差的单位常因使用公共浴厕引起本病流行。其次经期护理不当、使用不合格或污染的卫生纸巾等也可感染本病。因此日常生活中的间接接触也是女性滴虫性阴道炎不容忽视的感染途径。

## 滴虫性阴道炎是性病吗? 会传染吗?

滴虫性阴道炎可通过性行为传染，因此为性传播疾病，但并不是人们常说并闻之色变的"性病"，因此女性朋友们不必有心理负担，可以坦然面对。同时本病间接接触的途径也很多，非常容易造成人群中的传染，更需要积极配合医生进行规范治疗。

## 难言之隐羞于启齿，哪好意思和"他"说，可不可以悄悄地自己治疗?

男性感染滴虫后，少数会有尿道分泌物，偶有轻微发痒、腰部疼痛等症状，但大多数感染滴虫的男性患者并没有明显的症状，容易成为感染源。女性感染本病后，很可能配偶也已经感染了毛滴虫，因此，悄悄地自己治疗往往会造成女性治好后一旦同房会再次复发，甚至反反复复发作的窘况。

## 滴虫性阴道炎应该怎么治疗呢?

可采用全身治疗及局部治疗。由于阴道滴虫除了可引发阴道炎外，还可以侵犯泌尿道造成泌尿系统感染，因此单纯阴道局部用药不易彻底清除，停药后易复发，使疾病经久不愈。因此应首选全身治疗，并主张单剂量一次给药。甲硝唑是治疗滴虫感染的有效抗生素。经典治疗方案为甲硝唑2克，一次性口服，治愈率为90%~95%。对于胃肠道反应重的患者，或者不能经口服治疗的患者，可以选择甲硝唑局部阴道用药，但有效率较口服用药降低50%。配偶或性伴侣必须同时接受治疗，可以增加治愈率，防止复发。本

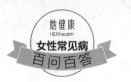
病治疗后的随访非常重要，建议检查滴虫阴性后，坚持每次月经后复查分泌物，连续3次检查阴性，方为治愈。

通过对本病前因后果的详细解读，希望女性朋友们知道本病虽易感染，但是也易诊易治。对于滴虫不必闻之色变，惶恐不安，更不必有感染了"性病"的心理负担。

## 我得了霉菌性阴道炎，是不是很倒霉？

感冒还没好，瘙痒、异味、白带呈灰褐色的豆腐渣样，尿急、尿痛，影响工作、影响性生活，反反复复……大夫说是得了霉菌性阴道炎，该死的霉菌，让人真倒霉。

### 霉菌性阴道炎到底是由什么霉菌引起的？

霉菌性阴道炎为俗称，是由假丝酵母菌引起的一种常见的阴道炎，医学诊断名称为"外阴阴道假丝酵母菌病"，简称VVC。国外资料显示约75%的妇女一生中至少患过一次VVC，45%的妇女经历过2次以上的发病。这种疾病多见于孕妇、糖尿病患者及接受大量雌激素治疗者、长期应用抗生素者等。夏季因为天气热、出汗多、外阴湿润，是霉菌性阴道炎的高发期。

### 霉菌性阴道炎是怎么传染的？

主要为内源性传染，阴道、口腔、肠道3个部位的假丝酵母菌可相互传染。少部分可性交传染，极少部分通过接触的衣物间接传染。

### 霉菌性阴道炎都有什么症状呢？

主要症状为外阴瘙痒、灼疼，严重时坐卧不宁，还可伴有尿频、尿疼及性交疼。急性期阴道分泌物增多，分泌物特征是：白色稠厚呈凝乳状或豆渣样。妇科检查可见外阴皮肤抓痕，小阴唇内侧及阴道附有白色膜状物，擦除后露出红肿黏膜面，急性期还可见到糜烂及浅表溃疡。

### 怎样才会被确诊为霉菌性阴道炎？

（1）显微镜检查阴道分泌物：0.9%氯化钠溶液或10%氢氧化钾溶液显微镜检查

找到芽生孢子及假菌丝即可确诊。

（2）革兰染色阴道分泌物涂片找到芽生孢子和假菌丝即可确诊。

（3）若pH<4.5，可能为单纯假丝酵母菌感染。

（4）培养法：若有症状而多次湿片检查为阴性，或顽固病例为确诊是否为假丝酵母菌感染可采用培养法。

## 怎样治疗霉菌性阴道炎？

1. 单纯VVC的治疗

（1）消除诱因：积极治疗糖尿病，及时停用广谱抗生素、雌激素、皮质类固醇激素。

（2）局部用药为主：用2%~4%碳酸氢钠溶液冲洗阴道改变阴道酸碱度，局部用：①咪康唑栓剂：每天200mg或400mg入阴道，7日为一疗程。②克霉唑阴道片：每天500mg入阴道，7日为一疗程。③制霉菌素栓剂：每日1支入阴道，10~15日为一疗程。

2. 重度VVC的治疗

无论局部用药还是口服药物均应延长治疗时间，若为局部用药，延长为7~14日。口服药物氟康唑，72小时加服1次。

3. 复发性VVC的治疗

复发性VVC是指一年内有症状并经真菌学证实的外阴阴道假丝酵母菌发作4次或4次以上者，发生率约为5%。治疗：去除诱因，根据培养或者药物敏感选择药物。抗真菌治疗分为初始及巩固治疗。

4. 妊娠合并VVC的治疗

局部治疗为主，以7日疗法效果为佳，禁用口服唑类抗真菌药物。

值得注意的是，首次规范的治疗很关键，无需对性伴侣进行常规治疗。治疗期间应避免性生活。

# 细菌性阴道病是怎么回事？

"既没有阴道瘙痒，又没有白带异味，可是医生给我诊断为'细菌性阴道

病’，有没有搞错？到底我得了个什么病？又是怎么得的这个病？"时常会有人提出这种疑问，下面就给大家科普一下"细菌性阴道病"。

## 什么是细菌性阴道病？

细菌性阴道病是阴道内正常菌群失调所致的一种混合性感染，是引起育龄妇女阴道分泌物增多的最常见原因。正常阴道内以产生过氧化氢的乳酸杆菌占优势，而患细菌性阴道病时，阴道内能产生过氧化氢的乳酸杆菌减少，其他微生物大量繁殖，尤其是厌氧菌。细菌性阴道病的感染是一种表面感染，其特征是无炎症反应和无白细胞释放，临床和病理检查都缺乏典型的炎症特征，所以它被称为"细菌性阴道病"，而不是"阴道炎"。

## 怎样诊断细菌性阴道病？

以下4项中符合3项者即可诊断，其中第4条必备。

（1）阴道分泌物为均匀一致的稀薄白带。

（2）阴道pH>4.5。

（3）氨试验阳性。

（4）线索细胞阳性。

## 细菌性阴道病有哪些症状呢？

10%~40%的患者无症状。特征性症状是有鱼腥味和稀薄、水样、匀质白带。性生活后加重，可有轻度外阴瘙痒或灼烧感。

## 细菌性阴道病的易感因素有哪些？

促使阴道微生物群发生改变的机制目前不是很清楚，可能与多个性伴侣、频繁性交、经常阴道灌洗使阴道碱化等有关。

## 细菌性阴道病怎么治？

对于无症状的细菌性阴道病无需常规治疗。推荐方案：甲硝唑400mg，每日2~3次，口服，共7天；或甲硝唑阴道栓200mg，阴道上药，1次/天，共5~7天；或2%克林霉素膏（5g），阴道上药，每晚1次，共7天。治疗期间，建议避免性接触或正确使用避孕套，同时治疗期间禁饮酒及含有酒精的饮料。

### 性伴侣是否需要同时治疗？

细菌性阴道病不是一种性传播疾病。本病虽与多个性伴侣有关，但性伴侣不需常规治疗。对反复发作或难治性细菌性阴道病患者的性伴侣应给予治疗。

### 是否需要随访？

症状消除后无需常规随访。细菌性阴道病复发常见，在症状复发时随诊。

## 反复阴道炎，有没有保持阴道健康的方法？

女性下生殖道为开放性腔道，是人体内重要微生态区，正常情况下是以乳酸杆菌等优势菌为主组成微生态动态平衡系统。在受到内源性或外源性因素影响时，阴道生态环境改变带来新的优势菌，就会发生阴道感染。所以预防至关重要。

### 怎样才能保持阴道的健康？

（1）要注意保持外阴清洁，清洗时只用温水清洁外阴，清洗时的顺序也有讲究，一定先洗外阴再洗肛门，不可颠倒次序哦！经常冲洗阴道是不正确的，会降低阴道的自净作用，更容易诱发阴道炎。

（2）大小便后擦拭时，应由前向后，不应由后向前，以免污染阴道和尿道。

（3）避免使用香皂和女性卫生喷雾剂，这样会刺激阴道。

（4）性生活时，如果感到阴道干涩，要用水质的润滑剂。

（5）要注意经期卫生，使用符合要求的正规厂家生产的卫生巾，不可敷衍。应该勤换卫生巾、护垫或棉塞。非经期避免使用护垫。

（6）避免穿紧身内衣，这样会锁住更多的水分，为病原体提供更适宜的生长环境。建议选择透气好、吸湿性强的棉质内裤。内裤要坚持每天换洗，尽量放于通风干燥处晾晒，不可置于潮湿的卫生间内阴干。

（7）提倡淋浴，不洗盆浴。

（8）公共坐式马桶并非舒适之处，应以蹲式为好。尽量避免与他人共用浴盆、浴缸，公共浴池里不宜随地就坐。

（9）不去租借游泳衣和擦身毛巾，游泳后淋浴全身，排尿1次。

（10）养成良好的卫生习惯，特别是饭前与便后要洗手。

（11）母亲、姐妹等如有人感染了阴道炎，要注意隔离，即被褥、床单、毛巾、内裤等要分开，不要混用。

（12）洁身自爱，避免不洁性交。男女一方患病后，其配偶或性伴侣一定要接受检查和治疗，避免相互传染、反复发作。

# 阴道放药，你的方法正确吗？

阴道炎是女性常见的疾病，通常情况下医生会给予阴道用药。然而阴道用药正确与否与疗效密切相关。这种看似简单的治疗方式依然存在很多误区。

## 怎样做才是正确的阴道放药方式？

（1）阴道放药一般应选在临睡前，这样能使药物充分吸收，不易经阴道流出。如果是由医生放置，则一般是在白天，这时要避免剧烈运动。

（2）有一些栓剂配了卫生棉条，要及时取出。

（3）月经期、阴道出血时不宜使用。

（4）药物放置前要洗净双手，推荐使用专业洗手七步法：取适量洗手液于掌心，一内：掌心对掌心揉搓。二外：手指交叉掌心对手背揉搓。三夹：手指交叉掌心对掌心揉搓。四弓：双手互握，相互揉搓指背。五大：大拇指在掌心中转动揉搓。六立：指尖在掌心揉搓。七腕：双手互相揉搓手腕部。

（5）对于阴道炎症，美国妇产科学院（ACOG）目前的观点是不建议进行任何的阴道冲洗。阴道分泌物特别多的患者，可以在第一次塞药前冲洗阴道，以减少分泌物，提高药效。以后就不用每次放药之前都冲洗了，清水洗洗外阴就可以了。

（6）清洗外阴的盆、毛巾要专人专用。

（7）用药期间禁性生活，禁饮酒，包括含有酒精成分的任何饮料等。

（8）治疗要彻底。不同类型的阴道炎治疗疗程不同，一定要规范治疗。

# 阴道支原体阳性，我该怎么办？

孕前检查发现分泌物有支原体，有的医生说这是性病必须得治，可有的医生说不用治疗，到底应该听谁的呢？

## 支原体是什么？

支原体既不是细菌，也不是病毒，它只是一种最小的最简单的原核生物。支原体种类繁多，有100多种，能感染人的就有10多种。其中人型支原体及解脲支原体最多见。还有一个更重要的事实是：解脲支原体是人类泌尿生殖道里很常见的寄居微生物！是不是很震惊！相信大家肯定听说过一句话：每一位女性的阴道都是一个江湖，这句话非常形象地告诉大家，正常情况下阴道内存在超过50种微生物，其中就包括支原体这个小小的微生物。所以如果男女双方本身没有不舒服的感觉，只是查体时发现了解脲支原体阳性，是不需要治疗的，也不会影响怀孕，并且在分娩时亦无感染症状，也不会影响下一代。

## 在什么情况下容易得支原体呢？

一旦劳累、上火、感冒、糖尿病等身体的抵抗力下降时，或者长期口服中成药、乱用抗生素、外用药物冲洗阴道，频繁性生活、不注意性生活卫生时，阴道微生态就容易失衡，结果江湖大乱，支原体就变成了另一重身份——致病菌！

## 会出现什么症状？有了症状怎么办？

会出现尿频、尿急、白带多甚至腹痛等不舒服的感觉。这个时候是需要治疗的，一定要到正规医院进行化验！根据药敏试验的结果用敏感药，连续口服7~14天就能治愈。大家千万别把简单的事情做复杂了！

## 为何有人支原体感染治了三五年也不好？

别担心！这些往往是一些患者认识上的误区。这些误区包括以下三个方面。

### 1. 自行停药

一些患者觉得症状缓解了，也不复查就自行停药了。还有的担心药有副作用，吃了三五天就停了。殊不知，这样做反而会导致治疗不彻底而变成慢性。

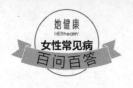
### 2. 胡乱用药

还有好多患者喜欢从网上找方法治病，到外面的药店买药，觉得只要大把大把地吃抗生素，"炎"就能治好。事实是，乱用不敏感的抗生素多了，支原体反而耐药不好治了，甚至还会把阴道里其他有益的菌打压了，诱发其他的炎症。

### 3. 性伴侣没有同时治疗

如果患者的性伴侣没有一起治，再次同房就会反复感染。

## 除了走出这些误区外，还有哪些注意事项?

（1）服药期间不要在阴道内用药。

（2）服药期间避免同房或者同房时全程戴避孕套。

（3）内裤单独洗并用开水烫，再在太阳下晒干后穿。

（4）按规定时间复查，既不能过早也不能延期复查。

（5）性伴侣必须服用相同的药物和相同的疗程。

（6）注意个人卫生，养成良好的生活卫生习惯，并增强体质。

记住，生殖道支原体感染有无症状才是关键，无症状，不需治疗！有症状，绝不手软！

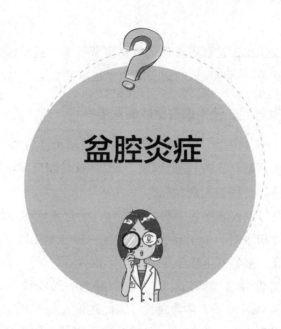

# 盆腔炎症

## 下腹疼痛到底是怎么回事？

在妇科门诊中，有很多女性因为下腹疼痛前来就诊，究其原因有很多种，下面我们就来谈谈这个问题。

### 剧烈的下腹痛考虑什么？

这种腹痛往往伴有发热、阴道异常出血及腰骶部坠胀。首先要考虑宫外孕，其次是急性盆腔炎。急性盆腔炎多发生在产后、流产后、宫腔手术操作后。细菌由子宫破损处侵入，患者出现下腹疼痛及发热，如果炎症向子宫深层扩散，腹痛往往加剧并伴有寒战、高热等。经期卫生不良、经期性交、盆腔其他器官炎症、原有的慢性盆腔炎在近期身体抵抗力下降时易于导致急性盆腔炎发作。另外，卵巢囊肿蒂扭转也表现为腹痛明显，症状为突发的下腹部疼痛，呈阵发性，多为绞痛，伴有恶心、呕吐，屈曲体位时症状可缓解。

### 长期下腹部胀痛伴腰骶部疼痛，并在劳累后加重，这又是怎么回事？

这种疼痛多见于盆腔炎性疾病后遗症，也就是人们常说的慢性盆腔炎。慢性盆腔炎多是由急性盆腔炎治疗不及时、不彻底而迁延所致。一旦诊断为盆腔炎性疾病，一定要到医院进行规范、彻底的治疗。还有一种情况也可以导致上述症状，就

是腰肌劳损和椎间盘膨出，这和不正确的劳动姿势有关，这就需要日常生活和工作中保持正确的劳动姿势，同时积极的健身活动也很重要。

## 隐隐下腹痛，是默默忍受，还是该去医院看医生？

隐隐下腹痛，痛得不厉害，因为女性坚韧的忍耐力往往会不太在意而默默忍受，但是有很多种疾病都会出现这种症状，所以一旦长期反复出现这种症状，还是应该查明原因，并且需要仔细辨别和分类。

（1）慢性盆腔炎可以仅表现为隐约的下腹痛，劳累或同房后加重。

（2）慢性输卵管积水时，由于起病隐匿，有一部分女性也可表现为一侧或双侧下腹部不适或隐约痛，多伴有下腹坠胀或月经不规律。

（3）部分卵巢恶性肿瘤发病后，也表现为隐约下腹痛或不适，同时多伴有腹胀。此类患者在疾病早期无任何自觉症状，因此建议女性每年定期体检。患有卵巢良性囊肿时，也可仅表现为下腹部的一侧或双侧不适及隐约疼痛，通过妇科检查和超声，一般均能得到诊断。

（4）部分下腹隐约痛的患者见于盆腔手术后，由于手术后可能盆腔内会形成粘连，导致长期的下腹不适及隐约痛，这类患者多有手术史，术后一段时间即出现该症状，而且疼痛的位置比较固定，该类患者的月经基本不受影响。

（5）部分女性患有生殖器结核时，也表现为长期的一侧或双侧下腹不适及隐痛，该类患者常有结核接触史，而且抗炎治疗效果不佳，严重者伴有全身症状，如午后低热、全身乏力等，有时需要与卵巢癌鉴别。

（6）还有一种特殊情形也表现为下腹部隐约疼痛及不适，就是不典型的宫外孕，该类患者没有典型的宫外孕症状和体征，表现为异常的阴道出血，伴有下腹部隐痛。与盆腔炎性疾病难以区别，不过，该类患者的尿妊娠试验为阳性，在临床上也能快速地区别开来。

（7）还有部分患者，自觉下腹部不适，到医院检查后，并未发现异常，这的确是在临床实际工作中可以遇见的情况，有许多问题尚不能做出确切的解释。

## 除了上述腹痛原因，还有没有其他疾病会造成下腹痛？

### 1. 痛经

原发性痛经常见于青春期少女，与体内前列腺素水平、寒冷、情绪、心理因素有关。继发性痛经常见于子宫内膜异位症及子宫腺肌症，表现为疼痛逐渐加重，多呈周期性发作，或非经期下腹有隐痛而行经前后加重，常伴有不孕及月经失调。

### 2. 排卵性腹痛

这属于生理因素，女性排卵时卵泡破裂，卵泡液对腹膜可能有一定的刺激作用，所以会出现左右交替、每月一次的轻微腹痛。表现多为一侧性下腹隐痛、钝痛或坠胀样疼痛，部分女性同时伴有少许阴道出血，即排卵期出血，多在一两天后自行消失，一般不超过七天。

### 3. 其他系统疾病引起的下腹痛

阑尾炎发作时，表现为转移性右下腹痛，伴有发热、恶心及呕吐。检查时麦氏点压痛及反跳痛明显。膀胱炎时也可表现为小腹痛，但多伴有尿频、尿急、尿痛。

# 得了盆腔炎，中医的作用到底有多大？

盆腔炎发病年龄多为25~50岁，发病率在30%~60%。国内近年来性感染因素增多，患病率呈上升趋势。育龄妇女是主要的易感人群，它具有病程长、疗效差、易反复发作等特点，它会带来哪些危害呢？

## 什么是盆腔炎？

盆腔炎是指妇女盆腔内子宫、输卵管及卵巢或其周围组织炎症，主要包括子宫内膜炎、输卵管炎、输卵管卵巢脓肿、盆腔腹膜炎。炎症可局限于一个部位，也可同时累及几个部位，可以分为急性和慢性两类。

## 盆腔炎是什么原因引起的？

引起盆腔炎的病原体来自原寄居于阴道内的菌群，或来自外界的病原体如淋菌、铜绿假单胞菌等。盆腔炎的病原体主要为链球菌、葡萄球菌、大肠埃希菌、厌氧菌、结核杆菌、性传播的病原体。主要的传播途径：经淋巴系统蔓延，于产后或流产后感染、宫腔内手术操作后感染、经期卫生不良、邻近器官的炎症直接蔓延等。

## 盆腔炎有哪些症状？

### 1. 急性盆腔炎

起病急，病情重，下腹疼痛，发热，寒战，大量的脓性分泌物。

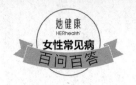
### 2. 慢性盆腔炎

腰骶部疼痛或下腹痛，或因长时间站立、过劳、性交，或经前期加重，重者影响工作，或有白带增多、月经紊乱、经血量多、痛经。

提醒大家，需到正规医院就诊，排除子宫内膜异位症、盆腔结核、异位妊娠及卵巢肿瘤等。

## 盆腔炎会导致什么严重后果？

慢性盆腔炎根据临床病变特点和部位不同，可分为慢性输卵管炎、输卵管积水、输卵管卵巢炎、输卵管卵巢囊肿、慢性盆腔结缔组织炎，这些严重的后果可能会使输卵管阻塞，导致宫外孕或者不孕、痛经、性生活痛、盆腔粘连、精神心理问题等。

## 盆腔炎的治疗方法有哪些？

### 1. 急性盆腔炎

应用抗生素和中草药联合治疗效果较好。

### 2. 慢性盆腔炎

西医治疗本病疗效不明显，长期大量使用抗生素易导致肠胃功能紊乱、菌群失调及对机体重要脏器特别是对肝、肾功能的损害。这一领域中医药是主角。

遵循中医整体观念和辨证论治的思想，根据望闻问切的诊疗思路（当然这里的望诊包括西医学的术中所见），中医将盆腔炎分为4种类型：①气滞血瘀证；②湿热瘀阻证；③寒湿留滞证；④气虚血瘀证。根据类型，我们拟定不同的中药处方，采用不同的给药途径（这些均需要到正规的中医院）。

（1）中药口服：中草药效果最好，而中成药因种类繁多，药效参差不齐，若诊断与用药不符，则效果不明显。

（2）中药灌肠：①中草药煎剂：效果最好；②中成药栓剂：常见的为野菊花栓，所包含成分较单一。

（3）中药外敷：温经散寒止痛药物，可通过局部皮肤相关穴位直接渗透和吸收，可循经入络，改善盆腔内血液循环，抑制组织增生，促进炎症消散。

（4）静脉滴注：选用中药提取成分，如丹红注射液静脉滴注，促进活血化瘀。

（5）针灸：选择中极、归来、关元、足三里、三阴交等穴位。

## 盆腔炎治疗的误区有哪些?

### 1. 过度干净

接触带病菌的物品，或者平时不注意清洁，都有可能导致盆腔炎。但太爱干净也不行，有些女性经常自行冲洗阴道，或是喜欢长时间的盆浴，反而给病菌以可乘之机。正常情况下，分泌物使阴道具有自净和防御功能，而过度冲洗改变了阴道酸碱度，适得其反。

### 2. 自行用药

自认为"久病成医，算是半个大夫"，不分证型，不分缓急，分不清哪种感染，随便购买一些中成药和洗液，事实上，药不对症不但无益于病情，反而会贻误治疗时机。

### 3. 间断服药

不按疗程治疗，导致疾病反反复复。

# 盆腔炎能够预防吗?

很多女性总是担心自己会得盆腔炎性疾病，既然盆腔炎这么可怕，有没有什么办法预防吗? 当然有了! 要说预防得先从高危因素说起。

## 什么情况下容易得盆腔炎?

### 1. 年龄

各国略有不同，在我国30岁左右是高发年龄。

### 2. 性活动

包括初次性交年龄小、多个性伴侣、性交过频及性伴侣有性传播疾病。

### 3. 下生殖道感染

淋菌、衣原体感染的宫颈炎，细菌性阴道病。

### 4. 子宫腔内手术操作后感染

如刮宫、输卵管通液和造影、宫腔镜检查。

5. 性卫生不良

经期性交、使用不洁月经垫、阴道冲洗。

6. 邻近器官感染

如阑尾炎、腹膜炎等。

### 盆腔炎该如何预防？

（1）解除顾虑，增强信心，增加营养，锻炼身体，劳逸结合，提高机体抵抗力。

（2）平时要经常清洗外阴，勤换内裤，保持外阴卫生。

（3）要注意性生活的卫生，夫妻双方均应清洗外阴，防止将病菌、霉菌、滴虫等病原体带入阴道，进而引起盆腔炎；经期以及产后60天内，严禁性生活。

（4）节制房事，以免症状加重。

（5）男性伴侣的检查。

（6）耳穴按摩：选内生殖器、盆腔、肾上腺、内分泌、交感等穴，施按、捻、摩手法弱刺激10分钟，每日3~5次。

（7）多饮水，食用清淡易消化食品，如赤小豆、绿豆、冬瓜、扁豆、马齿苋等；平时可食用些具有活血理气散结之功效食品，如山楂、桃仁、果丹皮、橘核、橘皮、玫瑰花、金橘等。此外，平时也要多注意补充营养。

（8）禁食生冷、辛辣温热、刺激性食物如冷饮、水果、辣椒、羊肉、狗肉、公鸡等；不宜食肥腻、寒凉黏滞食品，如肥肉、蟹、田螺、腌腊制品等；禁烟酒。

（9）各类药膳、茶饮可起辅助作用（如：苦菜莱菔汤、银花冬瓜仁蜜汤、青皮红花茶、荔枝核蜜饮）。

## 得了盆腔炎，怎样治疗才能不妨碍我将来要宝宝？

很多人都知道，盆腔炎可能导致女性不孕。那么得了盆腔炎，怎样治疗才能不妨碍将来要宝宝呢？

盆腔炎分为急性盆腔炎和慢性盆腔炎，急性盆腔炎起病急、病情重，一般有明显的发病原因，如果治疗得当，一般可以完全治愈，不留后患。如果急性炎症未能彻底治疗，则可以转变成慢性盆腔炎。中国人素以"吃苦耐劳，超级能忍"

著称，故有治疗不及时、不彻底的情况。急性盆腔炎迁延成慢性，往往经久不愈，并可能反复发作。最可怕的是，慢性盆腔炎可能导致女性不孕，这常常是大家担心的问题。

简而言之，将盆腔炎消灭在萌芽状态，在急性期就解决掉，不能让它在盆腔里安营扎寨，转变成慢性盆腔炎。

盆腔炎的治疗主要是抗生素，也就是我们俗称的消炎药。消炎要做到及时、正确。根据细菌培养了解感染的细菌最怕哪种消炎药当然最好，但细菌培养往往需要好几天才能出结果，医生常常会经验性用药，等有了培养结果，必要的时候会更换消炎药，我们只要遵医嘱就好，切忌自己胡乱用药。

如果我们症状比较轻，可以在门诊口服消炎药。如果口服药物疗效不佳，或者症状很重，腹痛得厉害，而且发热、呕吐，那就需要到医院打针输液啦！输液治疗一定要足量、足程，治疗要彻底，不给细菌死灰复燃的机会。在治疗过程中，我们要注意卧床休息，取半卧位可以使炎症局限。饮食以清淡的食物为主，多吃有营养的食物，如鸡蛋、豆类、青菜等，忌生冷刺激性食物。

如果输液2~3天还发热或者肚子里形成包块的，要配合医生及时手术。可不能采取拖延政策。

也可以在医生的指导下服用活血化瘀、清热解毒的中药，效果也很好。

日常生活中和治疗期间，要加强锻炼，增强自身的抵抗力，不给细菌可乘之机。

急性盆腔炎起病急、病情重，但一般有明显的发病原因，如果治疗得当，一般可以完全治愈，不留后患。当然了，预防最重要，生活中要尽量避免盆腔炎的易感因素。如果不小心患了盆腔炎，按照上述方法及时医治，不用担心，一定可以保护好未来宝宝的家园。

## 结核菌素试验阳性，月经量变少，我是得了盆腔结核吗？

最近一段时间，王大姐的心情糟透了，结婚10多年，月经正常却一直怀不上孩子，调经、助孕的药吃了不知多少，孩子没怀上月经量倒越来越少了。前几天，检查报告出来了，做的结核菌素试验（PPD）是强阳性！根据她以前所做的子宫输卵管造影结果"双侧输卵管呈串珠样改变"和诊断性刮宫病理结果"可

见肉芽肿性病变"，医生得出结论：她得了盆腔结核。王大姐一下子就不知所措了，"结核？！"那不就是痨病吗？而且，那不是肺上的病吗？自己这身子骨除了没怀上孩子，从来没有哪疼哪痒过，感冒都很少得，这盆腔结核到底是怎么得的？王大姐很疑惑。这病能治好吗？这以后还能要上孩子吗？既然自己得了盆腔结核，那家里人有没有被传染啊？这以后的日子该怎么过啊……

　　带着满心的疑惑和纠结，王大姐来到了医院，向医生求助，医生在了解了王大姐的情况后，耐心地向她做出了解释。

## 结核病到底是个什么病？

　　结核病是一个古老的疾病，在我国最早的医书《黄帝内经》中就有类似肺结核病症状的记载，但直到1882年才由一位名叫科赫的人发现了结核分枝杆菌（以下简称"结核菌"），并确定它是结核病的致病元凶。所以，结核病是人体感染了结核分枝杆菌而引起的传染性疾病。结核分枝杆菌是一种病菌，它可以通过空气飞沫传播。举个例子：如果有个肺结核患者在公共场所咳嗽或是吐痰，那么结核菌就会散播在空气中，随着周围人的呼吸而进入他们体内。进入体内的结核菌可以侵犯人体的任何部位，如果侵犯了肺部，那就是我们所熟悉的肺结核，如果侵犯了骨头就是骨结核。而对于王大姐来说，是结核菌侵犯了她的盆腔，主要对生殖器造成了破坏，所以叫盆腔结核又叫生殖器结核。

## 盆腔结核会有哪些危害？

　　由上述我们知道，结核菌进入体内的过程是无声无息地，而它对盆腔生殖器的破坏更是"润物细无声"。90%以上的情况，结核菌会首先破坏输卵管，在管腔内形成许多奶酪一样的东西，使管腔堵塞，从而不能怀孕，而这个过程，大多数人是没有感觉的，待到它进一步破坏掉子宫内膜，引起月经量减少而使人们有所察觉时，它已在人体内肆虐了很久，造成了很大的破坏。王大姐就属于这种情况。她所做的结核菌素试验（PPD）是强阳性，表示体内有活动的结核病灶，而她此前所做的子宫输卵管造影术结果显示：双侧输卵管呈串珠样改变。诊断性刮宫病理结果：可见肉芽肿性病变，再结合她久不怀孕，月经量逐渐减少，体内其他地方未发现结核病灶，故而诊断王大姐患了盆腔结核。

### 得了盆腔结核真的不能再要孩子了吗?

　　医生告诉王大姐,得了盆腔结核并不可怕,只要规律、足量、按疗程用药及治疗,盆腔结核是可以治愈的,但最后能不能要得了孩子,还要看结核菌对生殖器的破坏程度。体外受精胚胎移植(试管婴儿)是盆腔结核患者助孕的重要手段,但要在停结核药6个月后方可进行。并且医生告诉王大姐,单纯的盆腔结核是不传染的,她可以和以前一样与家人生活在一起。

　　经过医生的耐心解释,王大姐内心的疑惑消除了,她开始按医生制定的治疗方案抗结核治疗。

# 发现卵巢囊肿怎么办,需要手术治疗吗?

　　什么是卵巢囊肿? 经常有患者拿个B超单过来问:"哎呀,医生,我得了卵巢囊肿,怎么办?"结果大多数人什么事也没有,正常人一个。为什么会这样呢? 所谓"囊肿",不过是个形态特征而已,就是如气球一样,外面一层皮,里面装有东西,这样的结构我们都会把它叫作囊肿,包括肝囊肿、肾囊肿,都是这样的。但是这里面的情况就多了去了,外面这层皮的成分可以各不相同,里面装的东西也可以各不相同,因此所谓"卵巢囊肿"的种类是非常繁多的,有的是病,有的不是病,有的是良性肿瘤,有的可能是恶性肿瘤。那么囊肿到底是什么呢? 种类有哪些? 应如何治疗呢?

## 卵巢囊肿有多少种?

### 1. 生理性囊肿

　　这个大多数情况下不是病,不需要手术,自己能消失。育龄期女性,每个月都会有排卵。排卵前,卵泡发育到一定大小,由于激素水平的变化破裂,卵子就出来了。卵泡的结构也符合"囊肿"的形态特征,外面有卵泡膜,里面是卵泡液,长得大的时候可以达到3~4cm。这就是所谓"卵泡囊肿"。卵泡排卵后,塌陷,形成黄体,黄体的形态也符合"囊肿"的特征,外面一层膜,里面装的黄体组织(类似包子的结构)。月经黄体大的也可以长到3cm。有时候因为各种原因,黄体发育不太正常,在消退过程中可能发生囊性变,里面液化,积满液体,外面的一层皮被越撑越

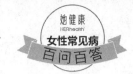

大，形成如"水囊"样结构，超声可见典型囊肿表现，这就是典型的"黄体囊肿"。临床上有见过10cm直径的黄体囊肿。这种大的黄体囊肿往往伴随当月月经不规律，如推迟、出血时间延长等。这两种囊肿，隔一个月复查B超一般都会消失。

### 2. 炎症性囊肿

有时候得过盆腔炎的女性，盆腔形成粘连带，一些膜状的粘连带相互围绕，包成一个球形，里面聚集了炎性的液体，B超同样会告诉您这是"囊肿"，临床上我们称这种为"炎性包块"。这类"囊肿"治疗时通常首先考虑积极抗炎，抗炎治疗无效的情况下，才考虑手术探查。需要患者接受的一个现实是，无论经药物治疗还是手术治疗后，炎性包块都是可能复发的。但癌变的概率很小。

### 3. 肿瘤性囊肿

这类囊肿是由于卵巢细胞发生病变而形成，和肿瘤的发病机制是一样的。由于卵巢的组织成分复杂，所以这类囊肿的种类繁多，绝大多数为良性，少数为恶性（癌）。

卵巢肿瘤性包块，有的为囊性（里面为液体）或囊实性（有液体、有固体），B超提示为"囊肿"或"囊实性占位"。有的为实性（里面没有液体），B超提示为"盆腔包块"或"附件包块"或"占位"。

这里大致列举卵巢肿瘤性囊肿包括的一些种类：系膜囊肿（囊性）、畸胎瘤（囊性或囊实性）、浆液性囊腺瘤（囊性）、黏液性囊腺瘤（囊性）、颗粒细胞瘤（实性）、卵泡膜细胞瘤（实性）、纤维瘤（实性）、浆液性囊腺癌（囊性、囊实性）、黏液性囊腺癌（囊性、囊实性）、子宫内膜样腺癌（囊性）。

### 4. 出血性囊肿

通常继发于卵泡囊肿或黄体囊肿，就是临床所谓的卵泡破裂、黄体破裂。由于里面可能形成血凝块，这时候包块在B超上可能表现为"混合性"。

### 5. 巧克力囊肿

是引起痛经和女性不孕的主要原因之一。它的成因是：子宫内膜细胞出现在了卵巢上，每个月月经期都会出血，出血在囊内聚集，形成囊肿。反复出血，囊肿会越来越大，里面的血也变成陈旧性的，再混合一些子宫内膜腺上皮的分泌物，形成黏稠的巧克力色的液体，所以我们称它"巧克力囊肿"。但是其真正的名字应该叫"子宫内膜异位囊肿"。由于囊内含有含铁血黄素，且囊液黏稠，所以超声一般会提示"充满点状细弱回声"。

卵巢囊肿患者一般会出现下腹痛、月经不调、腹部增粗以及尿频的症状，有些患者在按压自己腹部时可以感觉到肿块，尤其是囊肿较大的时候，按压会有明显的疼痛。卵子产生和排出都会受到很大的影响，所以导致女性的生理期不正常。腹部增粗是因为囊肿不断长大使腹部不断增大，如果留心观察就会发现，衣服会变得越来越紧。

### 发现囊肿之后该怎么办呢？

偶然B超发现卵巢囊肿，先不要紧张，如果没有任何症状，且B超提示为纯囊性，里面透声好，可在1个月后月经干净的时候复查。复查可以最大限度避免生理性囊肿，从而避免被无辜手术。如果B超提示囊肿为混合性、囊实性，先查肿瘤标志物，接下来还是复查。复查B超非常重要。卵泡破裂，里面形成血凝块，也是囊实性（混合性）。如果查出来肿瘤标志物升高，就要警惕有恶性肿瘤的可能了，因为大多数卵巢良性肿瘤的肿瘤标记物都是阴性的。但是也别太紧张，因为炎症、子宫内膜异位症、子宫腺肌症肿瘤标志物也可能升高。对于反复B超都提示同一部位有囊肿，就要考虑手术了，因为肿瘤的可能性非常大。手术方式首选腹腔镜。如果肿瘤标志物特别高，那卵巢癌的可能性很大，需要开腹探查。无论哪一种流程，遵医嘱是最主要的，要根据诊断医生的建议进行治疗。

# 盆腔积液是怎么造成的？

盆腔积液，是一种表现而不是一种疾病，确切地说是影像学对盆腔内液体的一种描述。可分为生理性盆腔积液和病理性盆腔积液两种。

### 生理性盆腔积液和病理性盆腔积液有什么区别呢？

#### 1. 生理性盆腔积液

部分正常女性在月经期或排卵期会有少量的盆腔积液。这是因为在解剖上盆腔处于腹腔最低的部位，当腹腔脏器有少量渗出液、漏出液或破裂出血时，液体会首先聚积在盆腔，从而形成盆腔积液。

#### 2. 病理性盆腔积液

可发生在盆腔炎、附件炎或子宫内膜异位症之后，为盆腔炎的主要影像学特征。

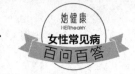

### 发现有盆腔积液后该怎么办？

很多人在常规妇科检查时发现会有盆腔积液，通常也没有任何不适的症状，但是却有不少人被用抗生素来治疗，这是典型过度治疗的情况，是一个容易出现的误区。

生理性盆腔积液对女性来说并非是一件坏事情，所以若非是有大量的盆腔积液的情况，单纯的一个盆腔积液，并不需要太在意。

## 输卵管积液，对身体有没有伤害？

输卵管对女性而言扮演着重要的角色，它是精子和卵子相遇的地方，也是运送受精卵的通道。如果输卵管有积液了，对身体有没有伤害呢？

### 输卵管积液是怎么回事？

输卵管积液为慢性输卵管炎症中较为常见的类型，在输卵管炎后，或因粘连闭锁，黏膜细胞的分泌液积存于管腔内，或因输卵管炎症发生管腔及伞端粘连，阻塞后形成输卵管积脓，当管腔内的脓细胞被吸收后，最终成为水样液体，也有的液体被吸收剩下一个空壳，造影时显示出积水影。

### 导致输卵管积液的原因有哪些？

不洁性交、人工流产、自然流产、药流、引产、盆腔感染等导致输卵管壁粘连、充血、水肿而阻塞，即由于急性输卵管炎治疗不彻底或不及时而导致输卵管黏膜粘连，也可以由不全流产、残留胎盘引发炎症，个别带宫内节育器者，继发慢性输卵管炎，长期炎性刺激使输卵管增粗、变硬、管腔粘连、狭窄，输卵管不同的位置粘连闭锁。

### 输卵管发生积液有什么影响？

1. 对子宫内膜容受性的影响

输卵管积水的潴留液体流至宫腔，形成如下并发症：①造成宫腔积水，能机械性干扰胚胎与子宫内膜的接触；②输卵管积水含有的微生物、碎屑和毒性物质可直接进入宫腔，影响胚胎着床；③输卵管积水常由感染引起，且多为上行感染，造成子宫内膜损伤，留下永久性的对胚胎种植的影响。

### 2. 对胚胎的毒性作用

输卵管积水内含有的微生物及炎性因子等有害物质直接对胚胎造成毒性影响。

### 3. 对卵巢的危害

输卵管积水往往合并有伞端堵塞，在输卵管伞端与卵巢有自己的血液供应与淋巴运转循环，当积水中的毒害因素或炎性物质，经血液供应流向卵巢时，就会导致卵巢功能出现丧失，导致不排卵或者是排卵障碍，甚至会影响到月经，出现月经紊乱、月经不调等。

### 4. 干扰受精卵的运行

积水会机械地干扰受精卵的运行，导致受精卵难以准确或及时地着床在子宫腔，从而出现着床异常。

## 关于输卵管积液，要注意什么？

输卵管积液重在早预防、早治疗。

（1）注意性生活卫生、减少性传播疾病。

（2）及时治疗下生殖道感染，积极治疗盆腔炎性疾病，防止后遗症发生。

（3）提高认识，加强公共卫生教育，重视妇科体检。

## 发生输卵管积液了，该怎么办？

有生育要求的患者需积极治疗，手术治疗是最佳选择。腹腔镜下的手术方式有开窗术、输卵管切断术、输卵管切除术。如果将积水的卵管完全切除，势必影响卵巢的血供，一般不主张切除输卵管。开窗术术后存在粘连复发的可能，或因为残疾的伞端拾卵能力弱而受孕力低下。

没有生育要求的女性朋友，如果你没有特别严重的症状，可以不用考虑手术。

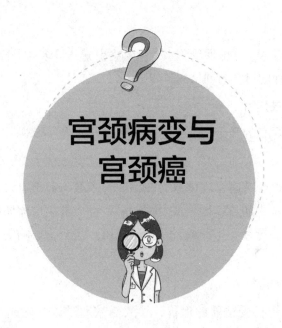

## 什么是宫颈炎?

宫颈炎为妇科常见的妇科疾病，多发生于生育年龄的妇女，以慢性宫颈炎较为常见。

### 宫颈炎是怎么引起的?

1. 机械性刺激或损伤

这是引起宫颈炎的主要诱因。性生活过频、流产、诊断性刮宫以及分娩都可造成子宫颈损伤而导致炎症。

2. 化学物质刺激

阴道用药不当会损伤宫颈引起宫颈炎。

3. 阴道异物并感染

阴道长时间异物存留会引起感染并上行至宫颈引起宫颈炎。

4. 引起宫颈炎的病原体

（1）性传播疾病病原体：淋病奈瑟菌及支原体、衣原体。

（2）内源性病原体：葡萄球菌、链球菌、大肠埃希菌和厌氧菌等。

（3）其他：原虫中有滴虫和阿米巴。特殊情况下有化学物质和放射线所引起。

## 宫颈炎的类型和表现有哪些？

### 1. 急性宫颈炎

多发病急，症状重。

（1）白带增多，白带黏稠或呈脓性。

（2）自觉腰痛、下腹坠痛、外阴瘙痒或刺痛；合并尿路感染时会出现尿频、尿急、尿痛等症状。

### 2. 慢性宫颈炎

多由急性宫颈炎迁延不愈而来。

（1）白带增多：白带增多为本病的主要症状。通常白带呈乳白色或淡黄色的脓性分泌物，有时为血性或夹杂血丝。

（2）外阴痒痛：外阴阴道由于白带增多刺激可继发外阴炎或阴道炎而引起外阴阴道瘙痒疼痛。

（3）下腹及腰骶部疼痛：炎症较重时可沿子宫骶韧带、主韧带扩散而导致盆腔结缔组织炎，引起下腹部或腰骶部疼痛，并伴有下坠感。

（4）尿频或排尿困难：当炎症波及膀胱三角区或膀胱周围，可出现尿频或排尿困难。

（5）不孕：黏稠的白带不利于精子穿透，故严重的宫颈炎可引起不孕。

（6）其他表现：如宫颈糜烂样改变、宫颈肥大、宫颈息肉、宫颈腺体囊肿、宫颈内膜炎等，其中以宫颈糜烂样改变最为多见。

## 宫颈炎能预防吗？

宫颈炎多是宫颈损伤后造成的感染所致，因此应尽量减少对宫颈的损伤。成年女性应注意性生活不宜过频，做好避孕，尽量避免或减少人工流产手术，注意产后卫生，避免产后感染。一旦患有急性宫颈炎，要积极治疗，以免迁延不愈造成慢性宫颈炎。

## 体检说我有宫颈囊肿，这是怎么回事？

宫颈囊肿，这是一个妇科经常遇到的问题。通常是在做超声或者CT、核磁

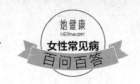
共振检查时无意中发现的，也可能是在妇科查体时，医生打开窥器以后发现的，妇科医生也称之为宫颈纳囊。主要是由于宫颈内的腺体开口被堵住，黏液不能排出，在宫颈部形成一个个潴留囊肿，在超声检查、CT检查或者体检用窥器暴露宫颈后就可以发现。

这样的宫颈囊肿是良性，一般也不会对身体造成任何的影响，也不会有发生肿瘤的危险，无需进行任何的干预处理。但是女性朋友应每年定期进行宫颈癌筛查。

# 宫颈糜烂真的是炎症吗？

很多人体检时会发现诊断报告上写着"宫颈轻/中/重度糜烂，宫颈炎，建议定期复查或去正规医院诊治"，网上一查说宫颈糜烂是宫颈的炎症，这是真的吗？

## 宫颈糜烂是宫颈炎吗？

宫颈糜烂其实并不是宫颈炎，它是一种生理性改变。打个比方，嘴唇是口腔内红色上皮的往外延续，如同口腔上皮翻出来了一样。而宫颈糜烂是同样的道理，就是宫颈管内红色的上皮向宫颈口外延续，是宫颈管内的上皮"翻出来了"，这是女人的另一个红唇。因为看起来与光滑的宫颈外部的上皮不一样，所以称为宫颈糜烂样改变。

而宫颈炎是不同于宫颈糜烂的，它的诊断要符合一定的条件：①宫颈管或宫颈管棉拭子标本上，肉眼见到脓性分泌物。②用宫颈管棉拭子擦拭宫颈管容易诱发宫颈管内出血。宫颈炎通常没有症状，但有些时候可能出现阴道分泌物异常及经间期出血（如性交后出血）、白带异常。诊断了宫颈炎就需要根据病因进行相关的治疗。

## 宫颈糜烂是怎么引起的？

大部分宫颈糜烂样改变与女性体内的雌激素水平升高有关。在青春期后、妊娠期，体内雌激素水平会升高，就会很容易发生宫颈柱状上皮内移至宫颈管外。少数也可能是由病毒、细菌、物理或化学的因素引起。

## 宫颈糜烂需不需要治疗?

通过白带常规检查、液基细胞学检查、HPV–DNA检测等排除相关病理性因素后，属于生理性改变的宫颈糜烂样改变是不需要治疗的。

# 你知道 HPV 感染是怎么回事儿吗?

"医生，我和我爱人生活很讲卫生的，怎么会染上HPV呢？我们从网上查了说这是性病啊!"

"大夫，听说HPV感染后，会发生宫颈癌，这可怎么办呀，我整天都担心得睡不着，已经瘦了近10斤了……"

随着宫颈癌筛查的普及，HPV逐渐进入人们的生活。下面让我们来了解一下HPV及其感染是怎么回事儿。

## HPV是什么?

大家都听说过乙肝病毒、埃博拉病毒，可这个HPV是什么东西呢？HPV全称人乳头瘤病毒，是一类具有高宿主特异性和亲和力的无包膜双链环状DNA病毒。

## HPV家族成员都有谁?

目前发现，HPV家族有100多位成员，其中40位以上的成员与生殖道感染有关。

根据其引起宫颈癌的可能性，2012年国际癌症研究机构将其分为高危型、疑似高危型和低危型。

常见的高危型有：16、18、31、33、35、39、45、51、52、56、58、59共12个型别。

疑似高危型有：26、53、66、67、68、70、73、82共8个型别。

低危型有：6、11、40、42、43、44、54、61、72、81、89共11个型别。

## 为什么我们只关心高危型HPV感染?

因为只有高危型HPV感染才会引起宫颈癌，低危型HPV感染只会引起良性增生性改变，比如湿疣，是不会引起宫颈癌的。

我们进行宫颈癌筛查的目的是筛选出可能会得宫颈癌的人群，并且进行及早干预，不让疾病向癌发展，而不是只关心是谁感染了HPV病毒，所以过多的检测HPV，只会增加患者的经济、精神和心理负担。

### HPV感染阳性，真的那么可怕吗？

女性一生当中有80%的人会感染HPV，但是如果机体抵抗力正常，90%~95%女性两年内会把病毒清除干净。只有长期、持续的高危型HPV感染，病毒的DNA与宿主细胞的DNA发生整合，不容易被机体识别，才会引起宫颈癌。

### 怎样才能知道是不是感染了HPV？

到正规医院进行HPV病原学检测就可以知道是不是感染了HPV，检查前需要注意以下几点。

（1）月经期不能检查。

（2）检查前24小时内最好避免性生活、盆浴、妇科内诊。

（3）检查前24~48小时内不能做阴道冲洗或阴道用药。

### HPV的感染途径有哪些？

大多数通过性生活感染，但密切接触如直接接触或经污染的内裤、浴盆、浴巾、便盆等也可感染。这就可以解释为什么有的家长得了湿疣，年幼的孩子也会在外阴长湿疣。

### 现在没有感染HPV，是不是以后也不会感染？

女性开始性生活的第一年，HPV感染率约为30%；40岁的妇女，累积感染率为70%~80%。所以HPV感染是很常见的。

HPV是一种嗜上皮性病毒，有高度特异性的特点，主要是生长在生殖器皮肤和黏膜上。这些部位的基底层细胞有多层细胞形成的保护屏障，当这个屏障被机械性或者炎症性因素破坏后，病毒颗粒就可以进入易感上皮裂隙中，从而感染基底层细胞。所以，即使现在没有感染HPV，以后也有可能感染HPV。

## HPV感染怎么预防？

（1）不要在不洁的澡堂、泳池、浴缸等处洗浴。在卫生条件一般的公共厕所，尽量选蹲厕不用坐厕。另外，平时出入公共场所接触扶梯、门柄、按钮后，应该洗手。

（2）避免高危性行为，随时观察外生殖器有无异常，一旦发现随时就诊。

（3）适度劳逸：适度劳逸是健康之母，人体生物钟正常运转是健康保证，而生物钟"错点"便是亚健康的开始。

（4）心理健康：了解HPV知识，将"HPV是性病，也就是癌症"的思想转变为"是宫颈免疫低下的一种提示"，保持好的身体状态，及早将HPV病毒清除。

# 有人说 HPV 阳性就会得宫颈癌，是真的吗？

子宫颈癌是女性除乳腺癌以外第二常见的恶性肿瘤。最近几年，随着宣传的普及，越来越多的人开始知道，子宫颈癌是病因明确的一种癌症，是由一种叫HPV（人乳头瘤病毒）的病毒引起的。只要是化验单上显示HPV阳性，大部分人都会非常害怕和焦虑，开始在脑海中想象自己身患绝症的样子。同时，常常会后悔为什么之前没有去香港、澳门或国外注射HPV疫苗，甚至有人决心再也不过性生活。其实HPV阳性并非人们想象得那么恐怖。

## 为什么要做HPV检查？

（1）HPV阳性确实与宫颈癌的发生相关，大量数据显示，超过90%的子宫颈癌患者是因为感染了HPV。感染HPV，即意味着患子宫颈癌的风险更高。

（2）HPV检测的敏感性要高于宫颈细胞学，且有助于排除宫颈细胞学检查的假阳性结果。当宫颈细胞学检查呈现模棱两可的结果时，如果HPV检查提示阴性，基本可以排除恶性疾病的可能，只需要在1年后复查宫颈细胞学，能省去很多不必要的担心和更多的检查费用。如果宫颈刮片和HPV检查都是阴性，基本就可以放心了，这种情况发生宫颈癌的风险非常小。这些女性如果生活方式健康（比如均衡饮食、规律运动、安全而有保护的性行为），可以3年以后再复查。

（3）HPV检查的意义是，如果知道感染了病毒，应该在携带病毒期间定期观察，发现有异常能及时处理，防止向癌变发展。

## HPV阳性肯定会得宫颈癌吗？

据统计，约80%的成年人在一生中都至少会感染一次HPV。但即便什么也不做，一般在1~2年内，HPV病毒有90%~95%会被人体免疫系统自动清除。也就是说，大多数情况下，HPV阳性并不会导致宫颈癌。

## 什么情况下需要我们特别注意？

如果同一种亚型的HPV感染超过2年，就需要警惕了。虽然HPV检查有时会出现假阳性的结果，但也不能视HPV阳性为无物。当HPV检查和宫颈细胞学结果都提示可能有问题时，需要进行阴道镜检查甚至宫颈活检来确诊。阴道镜可以通过镜头直接放大观察位于子宫颈上的微小病灶，及早发现，及早治疗。

总之，HPV阳性并不代表患有宫颈癌。进行HPV检查的目的是早期发现宫颈癌前病变，及早预防癌症。

# 宫颈 TCT 报告那些事，你清楚吗？

## 为什么要进行TCT（液基薄层细胞制片术）检查？

宫颈癌是指发生在女性子宫颈部位的恶性肿瘤，是女性生殖道最常见的肿瘤。

宫颈癌有较长的癌前病变过程，有足够的时间在癌前病变阶段或者癌症早期进行干预和治疗，因此，关键在于早期发现。

宫颈癌前病变的诊断过程称为"细胞学（TCT）/人乳头瘤病毒（HPV）—阴道镜—组织学"三阶梯程序。通常用TCT或HPV检测作为筛查，异常者再行阴道镜检查，并取活体组织进行病理检查。

## 如何看懂TCT检查报告？

TCT报告结果不像其他化验单阳性、阴性、增高、降低那样，因此还是需要了解一些知识。TCT的报告单大概都会阐述以下几个问题。

1. 标本满意度

通常用满意或不满意来描述。若是出现报告不满意的情况，可能是存在炎症，或者细胞量不够，可以考虑在炎症治疗后或者必要的时候重复检测。

2. 病原体

宫颈TCT检查对于阴道内的感染也是可以有帮助的，通常会报告以下病原体存在与否：滴虫、霉菌、疱疹病毒、HPV感染。

如果出现了上述任一种病原菌感染，应该就医。

这里需要注意的是虽然TCT检查有时会报告有人乳头瘤病毒感染，但这并不是在显微镜下真正看见了病毒，而只是看见了细胞感染了HPV病毒后空泡样的形态，因此准确性不如HPV检测。

3. 诊断

这个是报告中最重要的部分，大概会给出以下几个可能的结果。

（1）未见上皮内病变及恶性细胞。 这是正常的TCT结果，说明至少现在在你的TCT标本里面没有发现不好的细胞。

（2）非典型意义的鳞状细胞（ASC-US）：有些医生又称为"未确定意义的不典型鳞状细胞"。临床医生遇到这样的情况时，通常会建议两种选择：①3~6个月以后复查TCT；②进行HPV分流。若HPV16、18阳性，下一步就要进行阴道镜的评估了，若是HPV16、18阴性，则可以观察、随诊。

（3）不典型鳞状细胞倾向上皮内高度病变（ASC-H）：这个结果代表着不能明确的宫颈上皮内瘤变Ⅱ级、Ⅲ级以及活跃的HPV感染，提示细胞学的医生虽然不确定它的意义，但是倾向于高度病变，是需要阴道镜检查和活检的。

（4）低度鳞状上皮内瘤变（LSIL）：提示发现有异常的细胞，高度预兆宫颈HPV感染，宫颈高危型HPV阳性率为76.6%。需要进一步的阴道镜检查和活检。

（5）高度鳞状上皮内瘤变（HSIL）：这个结果意味着有发生CINⅡ、CINⅢ的高风险，有2%的机会检出宫颈浸润癌。比起LSIL更进了一级别，是需要进一步的阴道镜检查和活检。

（6）不典型腺细胞（AGC）：宫颈细胞学筛查结果中AGC相对少见。但AGC在≥40岁的妇女中相对多见。这结果与子宫颈、子宫内膜、输卵管或者卵巢的腺癌等一系列的肿瘤性病变相关，需要进一步的检查明确来源。

（7）鳞状细胞癌或腺癌：仍然应该阴道镜下取病理活检确诊，再评估是做手术还是放、化疗。

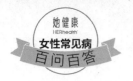

# 阴道镜检查应注意哪些问题?

　　阴道镜检查是对子宫颈癌筛查结果阳性的妇女进行临床确诊的专项检查，其目的是尽早检出宫颈癌的癌前期病变或浸润癌。

## 何时是阴道镜检查的最佳时间?

　　（1）阴道镜检查的最佳时间是月经干净后的3~7天内。

　　（2）如果必要，阴道镜检查也可以在非月经期的任何时间进行。

　　（3）阴道镜检查前，受检者至少24小时禁止阴道性交、冲洗及上药。

## 阴道镜检查的禁忌证有哪些?

　　（1）月经期影响检查结果。如非必要，避免在经期检查。

　　（2）急性下生殖道感染影响检查结果。应治疗炎症后再检查。

## 阴道镜检查后注意事项有哪些?

　　如果在阴道镜检查下钳取了活体组织检查的女性，因活检部位可能会有少量出血，故宫颈活检后2周内避免性生活、阴道灌洗或坐浴。同时，有时为了止血的需要，医生会放置纱布压迫，可在6小时后自行取出。如果阴道一直有血流出且超出月经量最多的时候，或者纱球取出后有大量出血，应及时到医院就诊。

## 哪些人需要做阴道镜检查?

　　（1）宫颈细胞学检查不典型鳞状上皮细胞阳性及以上，和（或）高危型HPV检测结果阳性者（需注明检测方法：HC-2法、PCR法、HPV基因分型法等）。

　　（2）肉眼观察发现宫颈肿块、溃疡或怀疑宫颈浸润癌者。

　　（3）肉眼观察醋酸染色检查及复方碘染色检查结果阳性者。

　　（4）阴道细胞学异常。

　　（5）肉眼观察见阴道肿块、溃疡等可疑病变。

　　（6）可疑外阴上皮内瘤变/癌变者。

　　（7）宫颈、阴道及外阴病变治疗后，进行复查和评估。

　　可见阴道镜检查并不是最初筛查宫颈癌或者宫颈癌前病变的方法，而是在筛查结果异常时才需要进行的检查。

# 你了解宫颈防癌筛查和宫颈癌吗？

很多女性搞不清楚自己是否需要进行常规宫颈癌筛查，比如没有性生活的人，怀孕期间的人，还有宫颈癌确诊后做了根治性手术的人。

## 没有性生活的女性会患宫颈癌吗？

流行病学调查发现宫颈上皮内瘤变和宫颈癌与人乳头瘤病毒感染、多个性伴侣、吸烟、性生活过早（<16岁）、多产、性传播疾病、经济状况低下和免疫抑制等因素相关。99%以上的宫颈癌组织发现有高危型HPV感染。而HPV的感染途径主要来源于性伴侣，当女性免疫力低下时感染率增加。所以，没有性生活的女性患宫颈癌的可能性极小。

## 早期如何识别宫颈癌呢？

早期宫颈癌常无明显症状和体征，宫颈可光滑或难与宫颈柱状上皮异位区别。早期症状有时会有接触性出血、阴道分泌物增多、分泌物颜色异样等，开始为性交、排便、活动或妇科检查后出血，在初期一般出血量较少，并常可自行停止，后逐渐阴道出血量增多甚至有非接触性出血，这时大家应警惕，要及时到医院做相关检查。

## 怀孕期间可以做宫颈癌筛查吗？

可以的。如果孕妇在孕前未做过规范的宫颈癌筛查，孕期怀疑宫颈病变可以考虑行宫颈癌筛查。且孕期多数患者能获得满意的阴道镜图像，见到宫颈的鳞柱状上皮交界。孕期行联合筛查的不足之处是：妊娠期因盆腔压迫，阴道壁膨胀，影响观察宫颈的完整面貌；宫颈化生移行显著，增加了阴道镜异常改变的图像，模糊了真正的恶性疾病；宫颈血管的增多，夸大了非成熟化生上皮对醋酸的反应，易出现与宫颈重度病变相混淆的图像。因此，提醒大家，在做孕前检查时尽量把宫颈防癌筛查列入计划。

## 同房出血是否预示宫颈癌已经发生呢？

早期宫颈癌常无明显症状和体征。颈管型患者因子宫颈外观正常易漏诊或误诊。随病变发展，宫颈癌可以出现阴道流血，常见同房出血、阴道排液，至晚期可

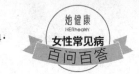

出现尿频、尿急、便秘、下肢肿痛等症状。大多数宫颈癌患者，如未定期进行规范的癌前筛查，则常常是因为发生同房出血而就诊。

## 怀孕期间发现宫颈癌该如何是好?

制定宫颈癌的诊疗方案要根据宫颈癌的期别及妊娠时限。早期宫颈癌宜选用手术治疗，中、晚期宫颈癌宜选用放射治疗，妊娠早、中期的治疗应该以治疗母体肿瘤为主要考虑，妊娠24周以后则应该综合考虑母体和胎儿两个方面的因素，并结合患者的生育要求来决定最后的方案。

## 宫颈癌确诊后一定要手术治疗吗?

宫颈癌经医院病理科组织学活检明确诊断后，还要结合两个以上高年资主任医师的妇科检查结果及盆腔MRI检查情况综合判断宫颈癌的临床分期，通常早期宫颈癌 $I_{a1}$-$II_a$ 可以手术治疗，而宫颈癌 $II_b$ 期以上通常可采用放、化疗，当然，实际还要综合考虑患者的身体素质、医院的诊治水平制定最恰当的诊疗方案。

## 宫颈癌手术后还需要每年做防癌筛查吗?

宫颈癌治疗后50%复发发生在1年内，75%~80%发生在2年内。治疗后2年内应每3~4个月复查1次；3~5年内每6个月复查1次；第6年开始每年复查1次。随访内容包括盆腔检查、阴道脱落细胞检查、胸片、血常规及子宫颈鳞状细胞癌抗原（SCCA）等。

## 导致宫颈上皮内瘤变和宫颈癌的原因有哪些?

目前认为HPV（人乳头瘤病毒）感染是宫颈上皮内瘤变和宫颈癌发生的主要原因。其高危因素有：患者年龄，多个性伴侣，女性的性伴侣有多个性伴侣，缺少细胞学检查，吸烟，性生活过早（<16岁），有性传播疾病史（如尖锐湿疣、单纯疱疹病毒、沙眼衣原体），多产、经济状况低下和任何原因引起的免疫抑制，营养状况，遗传背景等。

## 宫颈上皮内瘤变如何分类?

根据病变的不典型程度，宫颈上皮内瘤变（CIN）由轻到重可分为三级：CIN I、CIN II、CIN III。

2001年子宫颈阴道病变的Bethesda系统将宫颈癌前病变分为两类：LSIL、HSIL。其中LSIL包括HPV细胞内感染、轻度异型增生、CIN Ⅰ。HSIL包括中至重度不典型增生、CIN Ⅱ/CIN Ⅲ和原位癌（CIS），伴有可疑浸润的特点（如怀疑浸润）。

## 宫颈癌的分类有哪些？

宫颈癌根据病理可分为四大类：鳞癌、腺癌、腺鳞癌和其他少见病理类型的癌，如神经内分泌癌、未分化癌、混合型上皮/间叶肿瘤、间叶肿瘤、黑色素瘤、淋巴瘤等。HPV引起的癌症类型可以是宫颈腺癌、宫颈鳞癌、宫颈腺鳞癌，99.7%的宫颈癌是由HPV引起的。HPV16主要引起鳞状上皮的癌变，但也会引起腺上皮的癌变，因人群中感染HPV16的人群基数大，所以HPV16引起的腺上皮的病变要远远比HPV18引起的腺上皮癌变多。另外，还有0.3%的宫颈癌不是由HPV引起的，究其原因，一方面是特殊类型宫颈癌如宫颈微偏腺癌、内膜样癌、浆液性癌、透明细胞癌等，另一方面，任何一种HPV检测方法都存在一定假阴性率，这与检测目的基因片段、检测方法及其灵敏度有关。

## 宫颈癌前病变和宫颈癌有哪些临床表现？

宫颈癌前病变的临床表现：无特殊症状。偶有阴道排液增多，伴或不伴臭味。也可在性生活或妇科检查后发生接触性出血。检查子宫颈可光滑，或仅见局部红斑、白色上皮，或子宫颈糜烂样表现，未见明显病灶。

宫颈癌的临床表现：早期宫颈癌无特殊症状。偶有阴道排液增多，伴或不伴臭味。也可在性生活或妇科检查后发生接触性出血。还可表现为不规则阴道流血，或经期延长、经量增多。老年患者常为绝经后不规则阴道流血。

## 宫颈癌诊断的步骤是什么？

遵循三阶梯程序。第一阶梯：高危型HPV检测和（或）TCT（液基细胞学检测）；第二阶梯：阴道镜检查；第三阶梯：子宫颈活组织检查，必要时可进行子宫颈锥形切除术确诊。

## 发现宫颈上皮内瘤变和宫颈癌后该怎么治疗呢？

### 1. 宫颈上皮内瘤变的治疗

LSIL推荐保守处理，随诊。HSIL，阻断疾病进展，推荐治疗，妊娠期除外，可

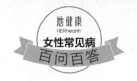
以冷冻、激光、电熨或子宫颈锥形切除术（冷刀锥切术或LEEP锥切术）

### 2. 宫颈癌的治疗

根据临床分期、患者年龄、生育要求、全身情况、医疗技术水平及设备条件等，制定适当的个体化方案。总的治疗原则是以手术和放疗为主、化疗为辅的综合治疗。

## 从感染HPV到宫颈癌，路还有多远？

99.7%的宫颈癌都是由高危型HPV引起的。低危型的HPV不导致宫颈癌。

对于性行为活跃的妇女，宫颈至少感染一种HPV，终生累积率可高达60%~70%。HPV感染并不是只有性生活混乱才会引起。如果将HPV被人体清除的时间定义为2年，年龄30岁的人清除率为91%，年龄≥30岁的人清除率为79%~80%。靠自身力量清除不了HPV的人群，就会出现下面2种情况：①无病变、无症状。被感染后长期处于一个带病毒的状态，达到一个人与病毒稳定的共生状态。②有病变、有临床表现。被高危型HPV感染后，宫颈出现了湿疣，癌前病变或宫颈癌，被低危型HPV感染后出现了疣。

从HPV感染到癌前病变，最后发展为宫颈癌，这个时间最短也要8~10年，所以只要我们定期进行宫颈癌筛查，就会发现它，断了它导致宫颈癌的可能！

## 感染了HPV后，我们日常需要做些什么呢？

生殖系统HPV感染大部分是通过性传播感染，做到便前便后要洗手，减少HPV被带到外阴的可能，避免性生活时带入阴道，感染宫颈；洁身自好，杜绝不良性行为；坚持使用避孕套可以将HPV的风险降低70%；HPV16、HPV18阳性的女性第一时间转诊阴道镜；不抽烟，不酗酒，良好的生活习惯和定期筛查能有效预防宫颈癌！

## HPV定量检测数值越高病变越重吗？

不是。只要是高危型HPV感染，就HC2 HPV来讲，只要数值大于1，均有可能导致宫颈癌。

## 不同的HPV检测方法结果一定相同吗？

不一定相同。各种检测针对的HPV基因片段、型别及检测方法都有差异，故结果可能不同。因HC2HPV检测HPV的全基因片段，所以首次筛查建议选HC2HPV。

## HPV筛查间隔是多久？

HPV被人体清除的时间为8~24个月，故如无特殊原因，HPV的检测间隔应以12个月为宜。

## 感染了HPV可以生孩子吗？

明确了没有必须立即处理的宫颈病变后，请放心怀孕。HPV不会影响胎儿发育，也不必为了担心胎儿感染HPV而刻意要求剖宫产。

## HPV疫苗什么时候接种比较好？

WHO推荐年龄为9~26岁。最适宜的年龄为11~12岁，无性生活者。

## HPV疫苗只给女孩接种吗？

男孩、女孩均可接种。

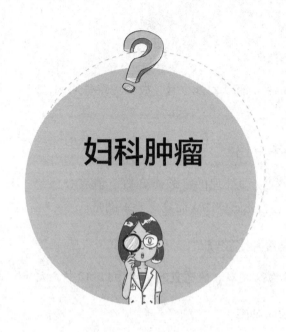

# 妇科肿瘤

## 外阴长了肿物是癌吗?

随着生活水平的提高,人们对健康越来越重视。外阴作为女性生殖系统的外在部分,女性每日都要清洗,其生长肿物往往能比较早被发现,但也容易引起恐慌:外阴肿物是癌吗?

外阴肿物分为两种:外阴良性肿瘤和外阴恶性肿瘤。外阴良性肿瘤少见,外阴恶性肿瘤多见于60岁以上女性。

### 外阴良性肿瘤包括哪些?

外阴良性肿瘤较少见。根据肿块的性质和临床表现可将其划分为两大类:囊性肿瘤、实性肿瘤。大家有所耳闻的有脂肪瘤、软垂疣(俗称"皮垂")、血管瘤、痣、尖锐湿疣等,当然还有大家没听过的,比如外阴乳头状瘤、粒细胞成肌细胞瘤、神经鞘瘤、神经纤维瘤、前列腺囊肿、中肾管囊肿、外阴子宫内膜异位症等。

### 外阴良性肿瘤怎样治疗?

对于外阴良性肿瘤,大多数用手术治疗,手术后将切除的肿物送病理检查。有部分病变因其可能有恶变倾向,手术过程中需行病理检查,若结果提示异常需扩大手术范围。当然还有部分疾病无需处理,仅需密切观察,若有破溃、出血等症状,或患者过于担心，或肿瘤增长过快，则应切除并送病理检查，如软垂疣、脂肪瘤、假性湿疣、血管瘤、中肾管囊肿、外阴子宫内膜异位症等。部分疾病还可通过物理或药物治疗，如尖锐湿疣、血管瘤等。

### 外阴良性肿瘤治疗后会复发吗？

部分外阴良性肿瘤治疗后仍有复发的可能，如平滑肌瘤、粒细胞成肌细胞瘤、尖锐湿疣等。因此，若患有外阴良性肿瘤，治疗后需定期复查，不能掉以轻心。

### 外阴良性肿瘤怎样及早发现？

虽然外阴良性肿瘤发病较少，恶变率较低，但广大女性仍需重视。建议定期体检，外阴清洁时注意自我检查外阴皮肤情况，自我触诊是否有异常包块、赘生物等。

## 外阴上皮内瘤变就是外阴长了瘤子吗？

在现在谈癌色变的时代里，人们见到"瘤"这个名词就紧张，不禁怀疑："这是不是外阴上长了瘤子呢？什么是外阴上皮内瘤变呢？"

外阴上皮内瘤变是一组外阴上皮内、基底膜之上的病变，是外阴癌的前期病变，就是指外阴非浸润性肿瘤，包括两类，即鳞状细胞病变和非鳞状细胞病变，鳞状细胞病变较非鳞状细胞病变常见。妇科史上，鳞状上皮内瘤变曾有许多命名，包括鲍恩病、Queyrat增殖性红斑、鲍恩样丘疹病或鲍恩样增生、非典型增生性营养不良、单纯性原位癌和原位鳞状细胞癌。

### 有外阴上皮内瘤变一定会得癌吗？

外阴上皮内瘤变的发生率较低，约为 0.2/10万，多见于绝经后妇女，近年来外阴上皮内瘤变的发病率有增长趋势，外阴上皮内瘤变接受治疗者发展为外阴浸润癌的比例为3.8%，未接受治疗者可高达87.5%。根据增生程度的不同，外阴上皮内瘤变可分为轻、中、重三级。一级：上皮过度增生，异形细胞局限在上皮的下1/3，表面细胞成熟且正常，基底膜整齐。二级：上皮层下2/3部分的细胞呈明显的异型，排列紊乱，但表层仍正常，基底膜完整。三级：异型细胞占据上皮层2/3以上，几乎达表面，但基底膜完整。总的来说分级越高恶变率越高。

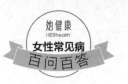
### 怎样诊断外阴上皮内瘤变？

确诊必须根据组织病理切片检查而定。但必须注意的是，外阴上皮内瘤变常与阴道或宫颈的上皮内瘤变并存，故此，必须同时检查并严密观察患者的会阴、肛周、阴道、宫颈、会阴体后部是否有类似病变发生。为了提高活体组织检查的阳性率，可采用阴道镜检查，即在阴道镜的引导下活检，以免漏诊。采取活检时一定要注意取材深度，以免遗漏浸润癌，还要注意外阴的多中心性病灶。

### 如何治疗外阴上皮内瘤变？

由于外阴上皮内瘤变自行消退的可能性很大，如患者无明显症状，尤其对年轻的外阴上皮内瘤变一级患者，仅做定期复查，暂不予治疗是可行的；若有症状，则可采用药物、激光治疗。此外，一级、二级患者可局部病灶切除；三级老年患者可行外阴单纯切除，年轻患者可行扩大局部切除。切除边缘超过肿物外 0.5~1.0cm，切除范围广泛时行植皮或皮瓣移植做外阴修复或重建术，尽量保留阴蒂。外阴上皮内瘤变的预后较好，治疗后的复发率为 10%~20%，且多发生在未经治疗的部位。

## 外阴部位也会发生癌症吗？

很多人都知道肝癌、肺癌、胃癌，很多女性也知道宫颈癌、卵巢癌、乳腺癌。可是你知道女性的外阴部位也会发生癌症吗？下面我们来了解一下吧。

### 什么是外阴恶性肿瘤？

外阴恶性肿瘤是指肿瘤原发病灶位于外阴部位者，常简称外阴癌。其在妇科恶性肿瘤中较为少见，发病率占女性生殖道恶性肿瘤的2%~4%。

### 什么年龄容易发生外阴恶性肿瘤？

60~80岁的女性为高发年龄，绝经后女性常见。

### 外阴恶性肿瘤有哪几种类型？

外阴恶性肿瘤有各种病理类型，最常见的有外阴鳞状细胞癌、外阴黑色素瘤、外阴基地细胞癌、乳房外湿疹样癌等，最常见的是外阴鳞状细胞癌。

### 外阴恶性肿瘤在身体上会以什么样的形式出现呢？

当出现久治不愈的外阴瘙痒和各种不同形态的肿物，如结节状、菜花状、溃疡状，湿疹样表现，外阴局部色素减退、局部色素沉着范围大，病灶隆起，呈平坦状或结节状伴溃疡等，均应该及时到医院就诊，排除外阴恶性肿瘤。

### 怎样才能知道自己是不是患了外阴恶性肿瘤？

在正规医院接受"外阴病变局部活检病理检查"就可以直接确诊外阴恶性肿瘤，并明确病理类型。

### 应怎样治疗外阴恶性肿瘤呢？

外阴癌的治疗原则为手术（外阴广泛切除+单侧及或双侧腹股沟淋巴结切除术），辅助以必要的放射治疗或化学治疗。

## 阴道良性肿瘤有哪些？

阴道良性肿瘤的病因至今仍不明了，但与不讲卫生无关。从发病机制来看，阴道纤维瘤主要来源于阴道壁结缔组织所含的弹性纤维。阴道神经纤维瘤主要来源于神经鞘细胞。阴道平滑肌瘤主要来源于阴道壁内肌组织或血管壁肌组织。

### 如何知道自己长了阴道良性肿瘤？

阴道良性肿瘤早期可无症状，在无症状者中有些是无意中发现的，多数患者是在健康体检行妇科检查时发现的。阴道良性肿瘤合并感染时会出现白带增多。肿块较大时可出现外阴坠胀、性交不适、阴部瘙痒、偶有性交后出血现象。有压迫症状如尿频、排尿不畅甚至排尿困难。在极少数病例中，其细长索状的蒂可引起肠管的扭曲和阻塞。

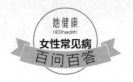

## 阴道有哪些良性肿瘤?

### 1. 阴道平滑肌瘤

主要来源于阴道壁内肌组织或血管壁肌组织。肌细胞异常过度增生,形成团块,一般直径为1~5cm,大者可达10cm,质地硬,触之无压痛,可单一或多发性生长,多见于阴道前壁。肌瘤小者无症状,增大时有阴道坠胀感、性交障碍或性感不快。妊娠时肌瘤由于充血、水肿,体积可以增大,甚至阻碍产道,影响阴道分娩,需行剖宫产术。如合并感染,可见表面溃烂、坏死,有臭味,阴道分泌物增加或伴流血。发现时应与肿瘤变性或恶性肿瘤鉴别。主要治疗方法为手术切除肿瘤。

### 2. 阴道纤维瘤

主要来源于阴道壁结缔组织所含的弹性纤维。这种肿瘤很少见,常常是单个生长,质硬,有蒂,基底部活动,有不明显的包膜,多发生在阴道前壁上。肿瘤小者无明显症状,增大时可出现阴道下坠感及性交不快感。此病通过阴道检查不难确诊。治疗方法是经阴道手术切除。肿瘤较小无症状者,可定期行妇科检查,必要时行活体组织检查或切除。

### 3. 乳头状瘤

为一种良性黏膜病变。临床表现多样,在阴道黏膜处可呈现为小而扁平状、丝状、乳头瘤状或融合成团块,亦可呈菜花样。质地脆,触之易出血、破碎、脱落。可无临床症状,约20%的患者是在行阴道镜检查时发现的。患者也可出现白带增多、阴部瘙痒,偶有性交后出血现象,很少有恶变。一旦经妇科检查或阴道镜检查发现,可行活体组织检查以明确性质。治疗上以冷冻、电灼、激光、局部涂药等为主要治疗方式,团块较大者可手术切除。治疗后均需定期随诊,以防复发或恶性变。

### 4. 神经纤维瘤

主要来源于神经鞘细胞。肿瘤位于阴道黏膜下,呈大小不等的多发性结节,边界不清楚,触之软而有弹性感。一般无症状,偶有生长较大者,可产生阴道不适或性交困难。检查发现后先行活体组织检查,明确诊断后可经阴道行瘤体挖除。

## 检测阴道良性肿瘤的方法有哪些?

可行妇科检查、阴道镜检查、组织活检明确诊断。

### 1. 妇科检查

可窥视或扪及阴道内肿块，边界清楚，外表光滑，呈分节状或椭圆形，以囊性肿块多见，实性肿块少见。阴道乳头状瘤可见在阴道黏膜处小而乳头状或融合成团块，或菜花样，质地脆，触之易出血、破碎、脱落。

### 2. 阴道镜检查

阴道镜作为阴道良性肿瘤的一种辅助方法，可以清楚地定位阴道肿瘤的位置、大小、形状等，还可以在镜下做定位活检，送病理检查，明确肿瘤性质及来源，也适用于观察阴道肿瘤的发展及动态变化。

### 3. 活体组织检查

活体组织检查法是以活检钳取一小块组织进行检查。所取的组织经过切片染色后，在显微镜下不仅能观察到单个细胞的特点，而且还可看到细胞之间的联系及排列方式，可起到确诊的作用。

## 如何预防阴道良性肿瘤?

（1）积极治疗疾病，如阴道白斑、慢性炎症及溃疡。

（2）凡有阴道不规则出血，白带异常，性交困难、疼痛、出血等症状者尽早明确诊断，积极治疗。

（3）定期行妇科检查。

## 非月经期阴道出血，是得阴道癌了吗？

阴道出血是女性朋友常遇见的问题，有些是属于生理性的，如正常月经、产后恶露等，这是正常现象，不会危害身体健康。但有些不规则的阴道出血就让很多女性朋友紧张，担心是不是得癌症了。其实大家大可不必如此恐慌，阴道不规则出血原因很多，常见的原因有卵巢内分泌功能失调、异常妊娠、生殖道炎症、损伤、子宫肌瘤等；少见的原因有阴道癌、宫颈癌、子宫内膜癌等。下面跟大家说一说什么情况下的非月经期阴道出血才有可能是阴道癌引起的呢？

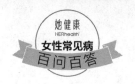
## HPV感染只与宫颈癌有关吗?

大家知道HPV（人乳头状瘤病毒）感染与宫颈癌有密切关系，而对于HPV感染导致阴道癌却知之甚少，其实在80%的阴道癌中可检测到HPV病毒。因此，虽然对于阴道癌的确切病因尚不清楚，但可能与HPV感染有关。另外，不注意性交卫生、吸烟、免疫力差、多个性伴侣、过早开始性生活、性交过度、长期阴道异物（如子宫托）对黏膜的刺激或损伤等因素，容易感染细菌、病毒，发生病变，也是导致阴道癌的相关因素。

## 阴道癌有哪些表现?

阴道癌属于比较罕见的女性生殖系统恶性肿瘤，不少女性对这种疾病了解甚少，即使已经出现了症状，也不能及时发现。

阴道癌初期表现为不规则阴道出血、性交后阴道出血及绝经后阴道出血。伴有白带增多，阴道有水样、血性或脓性分泌物出现。

随着病情发展，可出现阴道排恶臭液、腰骶痛、腹痛、大小便障碍、血尿、便血等一系列合并症状。

若发展到晚期，甚至出现肺转移，出现咯血、咳嗽、气促或恶病质等情况。

## 如何才能知道是否得了阴道癌呢?

除了有上述临床表现，关键还是要进行妇科检查。

妇科检查一般可窥视和扪及阴道内肿瘤，有些早期病例仅表现为阴道黏膜糜烂充血、白斑或息肉状，晚期多呈菜花样肿块或溃疡，可以是全阴道、阴道旁、子宫旁，严重者甚至癌瘤穿通阴道出现膀胱阴道瘘、尿道阴道瘘或直肠阴道瘘，以及淋巴结肿大（如腹股沟、盆腔、锁骨上淋巴结转移）和远处器官转移的表现。

阴道镜检查对于早期发现阴道癌也十分重要，另外通过阴道细胞学检查及HPV检测也可以早期发现阴道癌变。

当然确诊仍需通过活检、病理诊断。对阴道壁的明显新生物可在直视下或阴道镜下行病理活检确诊。对阴道壁无明显新生物，但有异常表现，如充血、糜烂、僵硬者，则应行阴道细胞学检查，并借助阴道镜定位活检。若肿瘤位于黏膜下或软组织中，可行穿刺活检。

## 阴道癌该如何治疗？

阴道癌的治疗方法主要是手术治疗和放射治疗。

### 1. 手术治疗

由于阴道与周围器官（如膀胱、直肠、尿道）的间隙小，如保留周围器官，则切除肿瘤组织的安全范围很小，因此，阴道癌手术治疗的应用会受到限制。

### 2. 放射治疗

适用于所有分期的阴道癌，是大多数患者的首选。早期患者可行单纯放射治疗，晚期患者可行放射治疗加化疗。

阴道癌的治疗还应强调个体化，根据患者的年龄、病变的分期和阴道受累及部位确定治疗方案，建议应集中在有经验的肿瘤中心治疗。

总之，阴道癌早发现、早诊治是关键，对于有性生活的妇女，定期的妇科检查尤其重要。

# 有关子宫肌瘤的那些事，你都了解吗？

我们大家都知道，子宫肌瘤是女性常见的良性肿瘤，但子宫会长肌瘤的确切病因尚未明了，临床上发现子宫肌瘤常见于处于生育年龄的女性，青春期前比较少见，绝经后原有的子宫肌瘤也会萎缩甚至消失，提示其发生可能与女性体内性激素（雌激素）密切相关。女性的子宫分为子宫颈和子宫体，所以，按子宫肌瘤生长的部位不同，也可分为子宫体肌瘤和宫颈肌瘤。长了子宫肌瘤会有什么表现呢？子宫肌瘤的症状多种多样，有经量、周期、经期的改变、腹痛甚至不孕等，特殊部位的肌瘤比如突向宫腔内的会影响怀孕，需要在怀孕前治疗。治疗子宫肌瘤的方法包括保守和手术治疗。

## 怎样知道自己是否得了子宫肌瘤？

患了子宫肌瘤，有的无明显症状，仅在体检时发现，有的表现为月经的改变、腹痛等，为什么会出现这种情况呢？

我们需要了解，子宫肌瘤有没有症状与肌瘤生长的部位、大小、数目以及肌瘤有没有变性有关系。我们最常看到的肌瘤症状是月经改变，比如月经量增多或月经

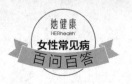
期延长，长期经量增多可出现贫血、乏力、心慌等贫血表现；肌瘤较小时在腹部摸不到，当肌瘤逐渐增大时有的可在腹部触及包块，子宫前面的肌瘤在憋尿时更容易摸到，当肌瘤突向宫腔生长时，有的可自宫腔内脱入阴道甚至脱出阴道口外，这种为黏膜下肌瘤，常合并感染、白带增多、有恶臭的阴道溢液，多引起不孕或流产。此外，也有肌瘤增大出现尿频、尿急、排尿困难，下腹坠胀不适、腹痛、腰酸背痛、便秘等情况。妇科检查可见子宫增大，黏膜下肌瘤在宫颈口可看到脱出的肌瘤，B超检查是常用而且准确的检查方法。

## 子宫肌瘤都必须手术吗？

治疗需要根据症状、年龄和有没有怀孕的要求，以及肌瘤的类型、大小、数目全面考虑，可选择以下治疗方式。

### 1. 观察等待

无症状者一般不需要治疗，特别是近绝经期的妇女。绝经后肌瘤多可萎缩、症状消失，可每3~6个月随访一次，如果随访期间出现症状可考虑进一步治疗。

### 2. 药物治疗

适用于症状轻、近绝经年龄或全身情况不宜手术者。

### 3. 手术治疗

手术治疗是最有效的方法。适用于月经量过多导致贫血；药物治疗无效；严重腹痛、性交痛或慢性腹痛；带蒂肌瘤扭转引起的急性腹痛者；肌瘤较大引起大小便改变者；肌瘤造成不孕或流产者；有恶变可疑者。

## 子宫肌瘤都影响怀孕吗？

首先我们来了解一下子宫肌瘤的分类，按肌瘤与子宫肌壁的关系，子宫肌瘤可分为3类。

（1）肌瘤长在子宫肌层间，周围均被肌层包围，称为肌壁间肌瘤。

（2）肌瘤向子宫外层生长，并突出于子宫表面，此类肌瘤常无症状，称为浆膜下肌瘤，有的会有蒂和子宫相连。

（3）肌瘤向宫腔方向生长，突向宫腔，称为黏膜下肌瘤，也易形成蒂，常引起子宫收缩而致腹痛，肌瘤也可被挤出宫腔而脱入阴道内。

明白了子宫肌瘤的分类，再看肌瘤对怀孕及分娩的影响，就可以理解是否影响怀孕与肌瘤类型、部位及大小有关系。如突向宫腔内的肌瘤可影响受精卵着床，导致早期流产；肌间肌瘤过大可使宫腔变形或内膜供血不足引起流产。而突向子宫表面的小肌瘤对怀孕影响不大。但是子宫肌瘤在怀孕后可能会发生红色变性而导致流产。

### 子宫肌瘤术后还会再长吗？

子宫肌瘤剔除术适用于希望保留子宫或还想再怀孕或年轻的患者，突向宫腔的可做宫腔镜，剔除可见的肌瘤，保留子宫，因为肌瘤是雌激素依赖性肿瘤，所以，即便是做了剔除，子宫还在，术后还可能复发，有的需再次手术治疗。

子宫切除术适用于不要求保留生育功能或可疑有恶变者，需切除子宫。另外，术前必须行宫颈检查以排除宫颈的疾病，发生于绝经期的子宫肌瘤要注意除外合并子宫内膜的病变，所以，对于有月经改变的在切除子宫前需要诊断性刮宫。

### 怀孕后发现有子宫肌瘤，怎么办呢？

怀孕后发现子宫肌瘤，较小的肌瘤可以定期观察，但怀孕期间易发生性质改变，称为红色变性，如出现腹痛、发热，多采用保守治疗，通常能缓解。对于保守治疗效果不好的，可能需要引产后再手术剔除肌瘤。肌瘤可造成先兆流产、早产，也可使怀孕或分娩期间胎位出现异常、胎盘低置等情况，位置靠近宫颈口的肌瘤可能妨碍产时胎儿下降，需剖宫产，且剖宫产术中同时剔除肌瘤较非孕期相比更容易发生出血或感染。因此，需要根据肌瘤的大小、部位和患者具体情况而定。

# 子宫肉瘤是癌症吗？

子宫肉瘤在临床上较少见，患者本身缺乏特异性症状，早期诊断较困难，它是子宫恶性肿瘤之一，占女性生殖道恶性肿瘤的1%，来源于子宫肌层、肌层内结缔组织和子宫内膜间质，也可继发于子宫平滑肌瘤。手术治疗为其主要治疗手段，但术后易复发，放、化疗不甚敏感。

### 子宫肉瘤是长在子宫肌肉层的肿瘤吗？

要想明确子宫肉瘤是否仅仅是生长在子宫肌层，就应知道临床上子宫肉瘤有哪

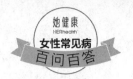
些病理类型及组织学起源，常见有以下3种。

（1）最常见的是起源于子宫平滑肌的肉瘤，来源于子宫肌层或血管。

（2）其次是子宫内膜间质肉瘤，来源于子宫内膜间质细胞，为低度恶性。

（3）较少见的是未分化子宫内膜肉瘤，恶性度高。

### 子宫肉瘤在女性什么年龄段多见呢？

子宫肉瘤可发生于任何年龄，一般多见于40~60岁的妇女，据文献报道，低度恶性子宫内膜间质肉瘤发病年龄一般较年轻，平均发病年龄34.5岁，高度恶性者平均发病年龄50.8岁。

### 子宫肉瘤平时有什么表现呢？

子宫肉瘤一般无特殊症状，可表现为类似于子宫肌瘤或子宫内膜息肉的症状，最常见的为阴道不规则出血，量多少不定，可伴下腹坠胀或疼痛等不适；若肿瘤生长快，子宫迅速增大或瘤内出血、坏死、子宫肌壁破裂，会引起急性腹痛；若肿瘤迅速增大，易扪及下腹部肿块；若压迫膀胱或直肠，可出现尿频、尿急、尿潴留、大便困难；晚期患者全身消瘦、贫血、低热，宫颈肉瘤或肿瘤自宫腔脱垂至阴道内常有大量恶臭白带。

### 什么情况下应考虑肉瘤可能？

子宫肉瘤在手术前诊断较困难；对绝经后妇女及幼女的宫颈赘生物、迅速长大伴疼痛的子宫肌瘤，均应考虑肉瘤可能。

### 常用的协助诊断的检查有哪些？

B超：可以显示子宫肿瘤内部结构、边缘情况以及低阻血流信号等。

诊断性刮宫：对子宫内膜间质肉瘤及子宫恶性中胚叶混合瘤有较高的诊断价值，对子宫平滑肌肉瘤诊断率低。

### 子宫肉瘤用什么方法治疗最好呢？

子宫肉瘤的治疗以手术治疗为主，辅助放疗、化疗，提高疗效。

#### 1. 手术治疗

手术治疗是子宫肉瘤的主要治疗方法，行筋膜外子宫切除及双附件切除术，对年轻的早期子宫平滑肌肉瘤恶性程度较低者，可考虑保留卵巢；对未分化子宫内膜肉瘤可切除大网膜，争取做到理想的肿瘤细胞减灭术。

### 2. 化疗

化疗对子宫肉瘤的转移与复发有一定疗效，化疗常用联合化疗方案，对子宫肉瘤化疗效果较好的药物有顺铂、多柔比星、异环磷酰胺。

### 3. 孕激素治疗

低度恶性子宫内膜间质肉瘤含雌孕激素受体，孕激素治疗有一定效果。

## 子宫肉瘤能治好吗？

每个妇女至少每半年或一年做一次妇科检查及相关辅助检查，任何年龄段的妇女，如有阴道异常分泌物或下腹不适，及时到医院就诊，争取早发现、早治疗。

如果确诊得了子宫肉瘤也不要惊慌失措、孤独焦虑，虽然子宫肉瘤复发率高，5年生存率为20%~30%，但若手术能将肿瘤较彻底清除，术后辅以适当放疗、化疗等综合治疗，是可以提高患者的5年存活率的。

# 月经不规律与子宫内膜癌有关系吗？

回答是肯定的。虽然月经不规律不一定患了子宫内膜癌，但是绝大部分的子宫内膜癌都有月经不规律的表现。然而在现实生活中，很多女性朋友不太关注自己月经的变化，主要表现在以下几个方面：①记不住具体的月经时间，觉得提前推迟都无所谓。②月经时间长了，觉得等等就好，总会干净的，于是就一直等，如此反复。③月经量多了，只要还能正常工作，就不治疗。

事实上，这些都是不正确的。正常的月经，周期、经期、经量都应在正常范围内，其中任何一项不在正常范围，都要警惕子宫内膜病变的风险，尤其是子宫内膜癌。比如，月经周期由正常的28天缩短至小于21天或延长至大于35天即为月经周期异常；月经持续时间由正常的3~7天延长至大于7天甚至10~15天的情况即为月经期异常；月经量多于平时，甚至多到出现头晕、乏力症状或长期持续阴道流血都是子宫内膜癌的危险信号，应及时就诊。

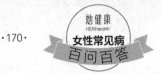

## 子宫内膜癌与年龄有关吗?

　　既然月经不规律是子宫内膜癌的危险信号,是否只有生育年龄的妇女才会得子宫内膜癌,绝经后就不会发生了?答案是否定的。女性生殖器官可以因为衰老而失去功能,但并不会因此而不长肿瘤,子宫内膜癌可以发生在妇女一生的任何时间。目前认为40岁以上的女性是子宫内膜癌的好发人群,尤以60~65岁为高发年龄组。近年来由于人类寿命的延长和肥胖人群的增多,子宫内膜癌的发病率越来越高,在部分经济发达地区,已成为女性生殖道恶性肿瘤的首位原因。因此,这个年龄段的女性一定要定期做好妇科检查,以便早发现、早诊断、早治疗。

## 绝经以后还会来"月经"吗?

　　通常,绝经就是月经停止,也就是说40岁以后的女性持续1年不来月经就认为是绝经了。那么,绝经后又出现阴道流血是怎么回事,还能叫"月经"吗?当然不能。绝经后的阴道流血又称"假月经",俗称"倒开花"。绝经后的出血原因有多种多样,最常见的是炎症,也就是常说的老年性阴道炎,是由于绝经后雌激素水平降低引起的,可以表现为阴道流血;还有就是服用了含雌激素的保健品;当然最不容忽视的还是子宫内膜癌,据报道50%~70%的子宫内膜癌发生于绝经后,且几乎都有阴道流血症状。因此,绝经后出血不是月经,而是有子宫内膜癌的可能。

## 子宫内膜癌与"三高"有关吗?

　　当然有关系。高血压、糖尿病、肥胖被称为子宫内膜癌的三大高危因素。据文献统计,高血压患者发生子宫内膜癌的危险性是正常人群的1.5倍;糖尿病患者发生子宫内膜癌的危险性是正常人群的2.8倍;如果几个因素同时存在,其危险性则成倍增加,所以我们常说:"子宫内膜癌都是'三高'惹的祸。"在日常生活中,我们一定要控制饮食,积极锻炼,正所谓管住嘴、迈开腿。预防"三高"就是预防子宫内膜癌。

## 更年期了,为什么还要刮宫?

　　王阿姨今年47岁,因为月经持续1个月不干净就诊,医生建议她行刮宫手术,她不解道:"刮宫是年轻人的事,我都更年期了为什么还要刮宫?"殊不知,此刮宫非彼刮宫,这是为了诊断,也就是刮取子宫内膜组织进行病理检查,明确是否存在子宫内膜病变。王阿姨的情况属于异常子宫出血，虽然更年期异常子宫出血的原因以内分泌功能失调多见，但最主要的还是要排除子宫内膜癌，而排除子宫内膜癌最正确的做法就是诊断性刮宫，并将刮出物送病理检查，以明确诊断。

# 常见的卵巢良性肿瘤有哪些？

卵巢肿瘤是妇科最常见的肿瘤，而且绝大多数是良性的，以囊性的居多。可发生于任何年龄，但大多数在育龄期。

## 卵巢肿瘤有哪些分类？

### 1. 囊性肿瘤

非肿瘤性：主要有滤泡囊肿、黄体囊肿、黄素囊肿、多囊卵巢等。

卵巢肿瘤：主要有浆液性囊腺瘤、黏液性囊腺瘤、成熟囊性畸胎瘤等。

### 2. 实性肿瘤

良性实性卵巢肿瘤不多，主要有纤维瘤、泡膜纤维瘤、卵巢平滑肌瘤等。

良性卵巢肿瘤发展缓慢，早期多无症状，往往是在体检时被发现的。在体检过程中发现的肿瘤大多为卵巢囊肿，分为生理性和病理性两种。

病理性囊肿为异常增生的囊性肿瘤，可来源于卵巢上皮、性索–间质细胞、生殖细胞和异位的子宫内膜等。观察3个月经周期，如果持续存在，且卵巢囊肿直径超过5cm，多为病理性，应当进行严密观察并及时进行医疗干预。

## 什么情况下需要急诊手术治疗？

卵巢囊肿蒂扭转与黄体囊肿破裂属于妇科急症，需急诊治疗。

卵巢囊肿的蒂由骨盆漏斗韧带、卵巢固有韧带和输卵管组成。患有卵巢囊肿的女性如果突然发生一侧下腹剧痛，甚至伴有恶心、呕吐等，很可能是发生了囊肿的蒂扭转。这种情况会导致囊肿的出血、坏死、破裂和继发感染，确诊后应尽早手术治疗。

较大的黄体囊肿破裂时可出现腹痛、腹膜刺激征等急腹症症状，有明显的压痛、反跳痛及肌紧张，同样是妇科较常见的急腹症之一，需急诊治疗。

# 妊娠期间得了卵巢肿瘤怎么办？

妊娠是个幸福的过程，但也可能会遇到一些意想不到的状况，比如卵巢肿瘤，下面我们就来谈一谈妊娠期卵巢肿瘤的相关问题。

## 妊娠期卵巢肿瘤常见吗？

随着孕检意识的提高，发病率由既往的1/1000增加到41/1000，但仍属少见。大部分妊娠期妇女得了卵巢肿瘤并没有感觉，一半的患者是靠孕期B超检查发现的，少部分患者是在剖宫产术中发现或孕前就已经知晓，还有些患者是因为出现了腹痛等不适就诊时才知道的。

## 妊娠期卵巢肿瘤是良性还是恶性？

半数是生理性卵巢肿瘤，会随着妊娠的进行而逐渐消失，常见类型为黄体囊肿、卵泡黄素化囊肿、卵泡囊肿等；还有接近半数是良性的卵巢肿瘤，B超检查多表现为单房囊肿，界限清楚，常见类型为成熟畸胎瘤、巧克力囊肿、浆液性或黏液性囊腺瘤等。恶性卵巢肿瘤则很少见，大概只占1%~2%，多为双侧卵巢肿瘤，囊性和实性混合，最常见的是未成熟畸胎瘤和无性细胞瘤。

## 妊娠期卵巢肿瘤危害大吗？还能继续妊娠吗？

最常见的生理性卵巢肿瘤会在怀孕16周之后消失，对妊娠影响不大。大部分的良性卵巢肿瘤在妊娠期都比较稳定，少数巨大肿瘤可能会在分娩时候阻碍产道而需要改剖宫产。恶性肿瘤对孕妇和胎儿都有比较大的威胁，若妊娠24周前发现肿瘤以终止妊娠为宜；若妊娠24周后发现肿瘤评估病情后可尝试继续妊娠，同时行保守性手术或化疗，待胎儿成熟后提前分娩。

任何性质的妊娠期卵巢肿瘤都可能会发生扭转、破裂、出血、感染等情况，导致腹痛甚至诱发流产或早产，需紧急手术治疗。

## 妊娠期发现卵巢肿瘤必须手术吗？什么时候手术合适？

生理性肿瘤多在怀孕16周后消失，无需手术治疗。小的良性肿瘤（直径<6.0cm，纯囊性）可以在整个孕期动态观察，不必急于手术。较大的肿瘤（直径6.0~8.0cm）以手术治疗为宜，时机多选择在孕16~18周之间，此时处于怀孕中期，

妊娠状态稳定，手术安全，有条件的可选择腹腔镜手术治疗。恶性肿瘤应该尽早手术治疗。若是肿瘤发生了扭转、破裂、出血或感染等急症情况，需立即手术。

### 妊娠期得了卵巢肿瘤是不是应该选择剖宫产？还能经阴道分娩吗？

得了卵巢肿瘤并非必须选择剖宫产，只要卵巢肿瘤没有阻碍产道，均可以尝试经阴道分娩，留待产后择期手术切除卵巢肿瘤。但需要注意的是，产时避免用力按压腹部，以免卵巢肿瘤破裂；产后子宫缩小、盆腹腔空间增大，要谨防卵巢肿瘤扭转。

### 妊娠期卵巢肿瘤还有哪些注意事项？

定期孕检，监测卵巢肿瘤变化，遵医嘱是否手术；禁性生活，忌剧烈活动，避免突然的体位变动如急转急停，谨防卵巢肿瘤破裂、扭转等；若有腹痛应立即就诊。

## 关于卵巢癌，你知道多少？

某一天，一位老年患者在女儿的搀扶下颤颤巍巍地走进了我的诊室。她有气无力的样子和"大腹便便"的体型引起了我的注意。经过一番问诊，并进行仔细的查体和一系列的检查，最终高度怀疑卵巢癌而收入住院。

那么，卵巢癌到底是怎么一回事儿呢？哪个年龄段的人容易得卵巢癌？

40~60岁是卵巢癌的高危年龄段，但并不代表其他年龄段的女性就绝对不会得卵巢癌。儿童期的卵巢癌虽然发病率不高，但恶性程度更高，发展更快，不易早期诊断。因此，任何年龄段的女性都应该重视定期的身体检查。

### 卵巢癌有哪些症状呢？

卵巢癌早期大多没有自觉症状，当出现自觉症状时往往为时已晚。由于肿瘤生长快，短期内可能出现腹胀、快速增大的腹部包块以及腹水。而症状的轻重往往取决于肿瘤的大小、位置、类型、侵犯邻近脏器的严重程度以及是否存在并发症。当女性的年龄处于40~60岁之间，既往有过卵巢功能失调的病史，近来总有说不清楚的腹部不适，伴有食欲不振、腹胀，则需要警惕卵巢癌的可能。

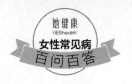

## 卵巢癌与哪些因素有关？可以预防吗？

如果能明确病因，便能阻止卵巢癌的发生，可遗憾的是，卵巢癌至今病因不明。根据大量的临床及流行病学调查，卵巢癌可能与生活环境、种族、卵巢功能失调、排卵次数增多以及遗传因素有关。通常，北美北欧国家的发病率高于我国，城市高于农村，经济条件好的高于经济条件差的，白种人高于其他人种，单身、未孕、少育、早绝经、迟初潮、多次流产、肿瘤病史、肿瘤家族史等应视为高危患者。

## 通过什么方法可以发现卵巢癌呢？

由于卵巢位于盆腔深部，所以一般情况下很难早期发现，70%的患者一经发现已是晚期。目前常用的诊断方法有以下几种。

1. 主观症状

早期无特异性症状，但需要重视下腹痛、排便异常的信号，月经改变可能与某些功能性肿瘤相关，故也应引起重视，及早就诊。如若可自行在下腹扪及包块，腹围、腰围增大迅速，则必须引起重视。

2. 妇科检查

盆腔检查主要用以了解盆腔包块的位置、大小、质地、与子宫的关系、活动度，以及是否有压痛、结节感、结节触痛感，子宫直肠窝是否饱满等。

3. 相应的辅助检查

（1）超声检查：无创，可重复操作，经济实惠，可以检查出大部分肿瘤，了解它的部位、大小、质地、血流信号，但1~2cm的肿瘤可能会漏诊。

（2）CT、MRI、PET检查：可以发现盆腔包块，在怀疑卵巢癌时协助判断肿瘤范围、与邻近脏器的关系以及是否有远处器官和淋巴结的转移，但价格偏贵，不作为常规的筛查方法。

4. 肿瘤标志物的检查

（1）糖类抗原125（CA125）：对于卵巢上皮性肿瘤的诊断和术后随访有一定的价值。

（2）甲胎蛋白（AFP）：卵巢内胚窦瘤最好的肿瘤标记物，未成熟畸胎瘤有时也会升高。

（3）绒毛膜促性腺激素β亚单位（β-HCG）：滋养细胞肿瘤特异性很高的标

记物。

（4）雌激素：卵巢颗粒细胞瘤及卵泡膜细胞瘤都可以产生超高水平的雌激素，并引起相关症状，如子宫异常出血、子宫内膜增厚等。

（5）乳酸脱氢酶（LDH）：在卵巢恶性肿瘤患者的血清及腹水中明显升高，尤其是无性细胞瘤，良性者含量低。

### 5. 腹腔镜探查术

对于长期有胃肠道症状，内科检查没有发现明显异常，又有卵巢癌的高危因素者，可以考虑腹腔镜探查术。通过腹腔镜探查，可以直接观察肿块外观和盆腔、腹腔及膈肌等部位，在可疑部位进行多点活检，抽取腹腔液行细胞学检查。

## 得了卵巢癌，是不是都必须手术治疗呢？

一旦确诊卵巢癌，不论早晚，都是鼓励积极手术治疗的。通过手术尽可能地切除肿块并做病理检查，才能最终确诊和正确分期。如果癌转移太广泛，无法手术，也可以通过化疗，待肿瘤缩小后，再手术切除。放疗也不失为卵巢癌的辅助治疗方法之一，主要用于手术未切除干净的小肿瘤或者转移的淋巴结。近年来，卵巢癌的免疫治疗和靶向治疗也在积极探索研究中，备受瞩目。

尽管卵巢癌不易早期发现，但重视自觉症状、定期身体检查及警惕高危因素至关重要。

总之，得了卵巢癌不要怕，切不可道听途说乱用药，也不可由于化疗反应"因噎废食"拒绝治疗。要有信心、有耐心、有恒心，积极配合医生治疗才是上策。

# 输卵管也会长肿瘤吗？

人类女性输卵管为一对细长的管状器官，全长8~14cm，直径约0.5cm，与子宫两侧角相连，是拾卵和卵子与精子结合形成受精卵的地方，同时依赖其把受精卵适时地运送至子宫腔内种植，因此输卵管是与女性生育相关的非常重要的器官。若输卵管长肿瘤了，不仅会影响女性的生育功能，甚至会威胁女性的生命。

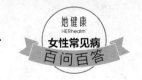

## 输卵管肿瘤常见吗？

　　输卵管肿瘤较为少见，有良性肿瘤和恶性肿瘤之分，其中恶性肿瘤较少见。输卵管恶性肿瘤有绝大多数是由其他器官的恶性肿瘤转移过来的，输卵管本身的恶性肿瘤较少见，但是由于输卵管位于腹腔内深部，当发生恶性肿瘤时不易被发现，且输卵管纤细，恶性肿瘤易于突破输卵管而发生早期转移，因此当临床发现输卵管恶性肿瘤时多为晚期，如何早期识别输卵管恶性肿瘤，就成了广大妇女和医生很关心的问题。

## 原发性输卵管恶性肿瘤有哪些表现？

　　原发性输卵管恶性肿瘤早期多无不适症状，若有症状主要表现为以下几种。

　　（1）阴道排液：约50%患者有阴道排液，为黄色水样液体，一般无臭味，量多少不一，常呈间歇性，这是本病最具特别的症状。

　　（2）阴道出血：多发生于月经中间期或绝经后，为不规则少量出血，但是诊断性刮宫常常没有问题。

　　（3）腹痛：一般为患侧下腹钝痛，为输卵管肿胀所致。

　　（4）下腹肿块：妇科检查时常可触及一侧或两侧输卵管增粗或肿块。

## 如何早期发现原发性输卵管恶性肿瘤？

　　当出现以上征象时，特别是阴道排液找不到其他原因时，应想到有原发性输卵管恶性肿瘤的可能，应该尽早找医生检查。因此，常规每年一次妇科检查是必需的，医生会根据症状以及出现的体征做出相应的检查和判断，及早发现输卵管肿瘤。

## 如何预防原发性输卵管恶性肿瘤？

　　（1）有阴道炎、宫颈炎、输卵管炎症等病史的女性朋友应该及时治疗，在平日生活中重视个人卫生，加强经期防护，洁身自爱，拒绝多个性伙伴，避免性病传播。

　　（2）长期高水平雌激素的刺激是输卵管恶性肿瘤和卵巢癌的发病因素之一，因此女性朋友要尽量少用含有雌激素的药物、补品及一些美容美肤用品。

　　（3）吸烟尤其是大量吸烟，可能是诱发宫颈癌和输卵管恶性肿瘤的重要原因之一，所以女性要远离香烟。

# 葡萄胎是子宫里长葡萄吗?

葡萄胎是怀孕后胎盘绒毛滋养细胞增生，间质水肿，形成大小不一、相连成串的透明水泡，因像葡萄而得名。其有完全性葡萄胎和部分葡萄胎之分，有的宫腔基本都是葡萄样水泡，没有胎盘或胎儿，称为完全性葡萄胎，有的为部分葡萄样组织，还有胎盘组织或不成形的胎儿，称为不完全性葡萄胎。

## 葡萄胎是什么原因造成的?

目前发生原因不是很明确，完全性葡萄胎与营养状况、社会经济因素和年龄有关，部分性葡萄胎与不规则月经和口服避孕药有关。

## 葡萄胎的典型症状有哪些?

（1）停经后阴道不规则流血（甚至阴道出血时可有葡萄状物排出），大多时候被误以为流产。

（2）孕吐反应较重，腹部增大较快（常以为是怀双胎），腹部胀痛。

（3）停经20周仍感觉不到胎动。

## 有哪些重要的检查可以帮助发现葡萄胎?

### 1. B超

典型图像为子宫大于相应的怀孕周数，无胎心，呈落雪状或蜂窝状回声。

### 2. 血清人绒毛膜促性腺激素（HCG）

HCG值大多明显高于正常孕周值，一般在10万U/L以上，最高可达240万U/L。

### 3. 病理检查

刮宫后组织病理检查确诊。

## 发现了葡萄胎怎么办?

先及时刮宫，应在能输液、备血、有抢救能力的医院，由有经验的医生轻柔操作，小心子宫穿孔。如果一次刮净有困难，可1周后再次刮宫，每次刮出物必须送病理检查，直至最后一次病理检查无异常后停止刮宫。

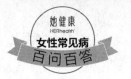

## 葡萄胎能治好吗?

葡萄胎是良性疾病,能够完全治愈,但部分可发展为妊娠滋养肿瘤,故应严格按医嘱随访,以便尽早发现滋养细胞肿瘤并及时处理。

### 1. 随访内容

阴道流血、咳嗽、咯血及其他转移症状是否存在。做妇科检查、HCG定量、X线胸片(CT)、盆腔B超等。

### 2. HCG定量测定时间

有严格的规定,清宫后每周1次,直至连续3次正常,以后每月1次,共6个月,此后每2个月1次,共6个月,自第一次血HCG阴性后共随访1年。

## 得过葡萄胎后还能生育吗?

可以生育。但葡萄胎治愈后应先可靠避孕1年。避孕工具最佳为避孕套,不能用节育环。1年后如有生育要求月经未按时来潮,应尽早去医院检查B超及血HCG,以尽早明确诊断。

# 妊娠滋养细胞肿瘤是怀孕期间发生的肿瘤吗?

妊娠滋养细胞肿瘤包括侵蚀性葡萄胎和绒癌,几乎均继发于妊娠后,发病时间可以追溯,60%继发于葡萄胎,30%继发于流产,10%继发于足月分娩后或异位妊娠后。侵蚀性葡萄胎继发于葡萄胎妊娠,恶性程度一般不高,多数影响局部,仅4%远处转移。绒癌可继发于葡萄胎妊娠,也可继发于流产、足月分娩、异位妊娠,其高度恶性,发生转移早且广泛。

## 妊娠滋养细胞肿瘤的主要表现有哪些?

### 1. 无转移性滋养细胞肿瘤

(1)阴道不规则流血。

(2)子宫复旧慢:在葡萄胎刮宫后4~6周子宫还没有恢复到正常。

(3)因HCG的持续作用,卵巢黄素化囊肿仍存在,甚至发生扭转或破裂。

（4）有时癌侵及子宫壁引起组织破溃可发生急性腹痛或腹腔内出血。

（5）假怀孕症状。

**2. 转移性滋养细胞肿瘤**

除以上的原发灶症状外，因为滋养细胞有较强的侵血管性，出现肺转移、阴道转移、肝转移、脑转移，甚至有少见的脾、肾、膀胱、消化道、骨等转移，共同特点是局部出血。当然有的没有原发症状，仅表现为转移灶，诊断就相对困难。

### 妊娠滋养细胞肿瘤最常见的转移部位在哪？

最常见的转移部位是肺，典型表现为胸痛、咳嗽、血痰、咯血及呼吸困难，有时无症状，只是胸片或CT体检时发现病灶。很多女性患者往往在呼吸内科就诊时发现的。

### 妊娠滋养细胞肿瘤能治愈吗？

可以治愈。治疗上要专人管理，以化疗为主，必要时手术和局部放射治疗。根据预后评分，结合血常规、肝肾功能及全身情况，制定合适的治疗方案，以达到分层和个体化治疗。严格管理化疗的副反应，及时处理。

### 妊娠滋养细胞肿瘤治愈后要复查吗？

应严密随访。第一次在出院后3个月，然后每6个月1次至3年，此后每年1次至5年。以后可每2年1次。随访期间应严格避孕，一般于化疗停止1年后可以妊娠。

## 胎盘部位滋养细胞肿瘤危险吗？

相信看过前面的内容后，大家都会害怕"滋养细胞肿瘤"这个字眼。但是，现在给大家讲的是加了一个限定语"胎盘部位"的滋养细胞肿瘤，那么这个疾病跟前面说的那些滋养细胞肿瘤是不是一样呢？有什么样的危害吗？我们又该如何面对这种肿瘤呢？

### 胎盘部位滋养细胞肿瘤是个什么样的疾病？

胎盘部位滋养细胞瘤是一种非常罕见的疾病，约占妊娠滋养细胞肿瘤的1%~2%，

是发生在胎盘种植部位的一种滋养细胞肿瘤。与侵袭性葡萄胎以及绒毛膜癌不同的是，它是由一种名叫"中间型滋养细胞"的成分过度增生而形成的肿瘤，本病大多数为良性病变，只有约10%~15%因为发生转移而具有恶性特征，死亡率为20%。

### 得了胎盘部位滋养细胞肿瘤这种病后果严重吗？

前面已经说了，大多数胎盘滋养细胞肿瘤是良性的，仅10%~15%预后不良。这些预后不良的患者可能存在下面几个高危因素。

（1）前胎妊娠为女孩。

（2）显微镜下观察到每个10倍高倍视野下异常的肿瘤细胞超过5个。

（3）病变出现大片坏死与出血。

（4）发生子宫外转移。

因此，我们要注意有无这些高危因素存在，来评估患病后预期的后果是否严重。

### 胎盘部位滋养细胞肿瘤有哪些临床表现？

这种病的临床表现不典型，而且常在做完手术后，标本经过显微镜下检查才能确诊，所以容易被临床医生误判。

一般来说，这种病常发生在生育年龄女性，多为生过孩子的妇女，前次妊娠多为足月产，分娩后到本次疾病症状出现的间隔时间绝大多数在两年内。症状常表现为闭经后不规则阴道流血或月经过多。体检可发现子宫增大，容易被认为是正常怀孕。但患者体内血β-HCG常升高不明显，还容易被误诊为流产。少数病例有子宫外转移，转移部位包括肺、阴道、脑、肝、肾及盆腔和腹主动脉旁淋巴结。一旦发生转移，还会出现相应部位的症状，如咯血等。

### 胎盘部位滋养细胞疾病该怎么治疗？能治愈吗？

手术是首选的治疗方法，原则上应切除一切病灶。年轻妇女如病灶局限于子宫内，卵巢外观无异常的话可考虑保留卵巢。有高危因素的患者术后最好加用辅助化疗。因该病对化疗的敏感性不如其他的滋养细胞肿瘤，故最好选择联合化疗。没有高危因素的患者一般不主张辅助性化疗。临床上有许多治愈的病例，但主要跟患者的分期较早、无高危因素等有关。

## 手术治疗后应该如何随访？

　　由于该病的患者血清和尿HCG测定值常不高，所以不常规监测HCG变化，而是随访患者的临床表现和影像学检查。一般来说，治疗后的随访时间跟其他类型滋养细胞肿瘤的要求相同，即第一次在出院后3个月，然后每6个月1次至3年，此后每年1次直至5年，之后可每2年1次至终身。

　　有关该病的预后，临床期别是明显的相关因素，分期越高，预后越差。死亡原因多为脑出血、肺功能衰竭、肝脏出血等。

　　从前面的描述来看，胎盘部位滋养细胞肿瘤大多是良性病变，危险性较绒毛膜癌以及侵袭性葡萄胎要相对低些，但不能掉以轻心，还是要严格按照规范进行治疗，避免不良预后发生。

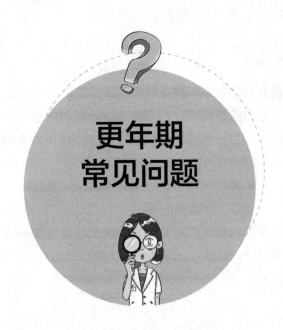

## 更年期
## 常见问题

## 女人为什么会绝经?

绝经对女人一生而言是一个历史性事件,其重要性不亚于月经初潮,伴随着绝经的到来,困扰女性的更年期症状如潮热、睡眠紊乱、无缘由的疲劳感等如期而至,部分女性在绝经5~10年间还会逐渐出现老年人群常见的骨质疏松、心血管疾病以及泌尿生殖系统萎缩等疾病,严重影响了老年女性的生活质量。虽然绝经只是女性走向衰老过程中的表现之一,了解绝经发生的原因,对于理解女性独有的老年期生理特点还是很必要的。

女人一生所需要的所有原始卵细胞在妈妈肚子里时就已经形成了,您出生时,卵巢里大概有100万~200万个卵母细胞,这就是您一生的卵子储备库存,这个数量会随着年龄的增长不断地减少。到了青春期女孩第一次来月经时,库存量已经大幅减少,仅有30万~40万个卵母细胞参与了女性的排卵过程。每个月大约有1000个卵母细胞参与了获取生命权利的较量,对于我们人类而言,大多数情况下,每个月能够获得与精子相遇特权的卵细胞只有一枚,其他一同开始发育的卵泡都随着优势卵泡的形成在不知不觉中被消灭掉了。一场没有硝烟的生死角逐在生命孕育之初就已经开始。因此对于每一个成功生存下来的个体而言,您的存在已经证明您是一个不折不扣的赢家。

大家可以计算一下，假设您每个月都有一次正常的月经，代表着您每个月都有一颗成熟的卵子排出，同时也意味着有1000个左右伴随成熟卵泡一起成长并夭折的卵泡悄悄地消亡。我们可以粗略地计算出来，一名正常女性经过多少年会用尽库存呢？大概是25~35年。

　　由于卵泡发育过程中会产生大量的雌激素和孕激素，这种周期性的激素改变促使单薄的小女孩变成具备生育能力的曼妙女性。女性体内的雌激素主要是由卵泡在成熟过程中产生的，随着年龄的增长，当女性的卵巢中库存急剧减少、消耗殆尽时，体内便不再有足够的雌激素用以滋润女性的身体，依赖于雌激素调节的身体各个脏器便出现了各种症状，比如在更年期最常见的潮热、睡眠紊乱、情绪低落、关节酸痛，以及挥之不去的疲乏感等。当卵巢里卵泡消耗殆尽时，女性也就进入了绝经状态。

## 怎么知道自己进入更年期了？

### 什么年龄进入更年期是正常的呢？

　　多数女性的更年期始于40岁以后，平均45岁，历时1~10年不等。中国女性平均绝经年龄在50岁，平均历时4~5年。

### 进入更年期，身体最早会给出怎样的信号呢？

　　月经改变是更年期女性身体给出的最早，也是最直接的信号。月经的改变主要表现在以下3个方面。

　　（1）月经周期的改变：早期表现为月经周期的缩短，少数人出现周期的紊乱，周期无规律可循，时长时短。

　　（2）月经期的改变：常常表现为月经期的延长，出现出血淋漓不断的情况。

　　（3）月经量的改变：一部分表现为月经量减少；一部分表现为月经量增多，甚至可能发生大出血的情况。

### 除了月经改变外，还有哪些信号告诉我们进入更年期了呢？

　　身体是个综合反应的机体，进入更年期时，除了月经紊乱外，还会出现潮热、出汗、心悸、腰酸背痛、感觉异常（如：眩晕、皮肤感觉异常等）、性格改变及性行为的改变。

在这里重点解释一下潮热和出汗的症状，它是更年期女性除了月经紊乱之外最突出的表现，这是血管舒缩功能不稳定的表现。潮热通常起自胸、涌向头颈部，然后波及全身。也有少数女性局限在头、颈、乳房。潮红区域皮肤会发红，有明显灼热感，然后爆发性出汗。持续时间可在数秒至数分钟不等，发生次数也不一。

# 更年期综合征是疾病吗？

都说女大十八变，说的是小女孩到了青春期，尤其是性成熟期，都会像丑小鸭变成天鹅一样美丽，这是因为青春期后雌激素的魔法作用。但等我们老了呢？会不会又从天鹅变成"丑老鸭"了呢？

## 更年期女性会从天鹅变成"丑老鸭"吗？

作为女人天生就爱美，但一进入更年期，会发现自己皮肤松弛了，皱纹多了，身材也变得没有曲线了，这都是为什么呢？最主要是雌激素减少了，雌激素可以让皮肤细腻、光滑，有弹性，让脂肪分布到胸部和臀部，让我们有一个好身材，但到了更年期因为雌激素明显减少，会让我们的容颜不再美丽，S形曲线也消失了。

当然除了容貌和身材外，提醒女性进入更年期的还有大家最熟悉的症状：潮热出汗、失眠、脾气暴躁，这些也可能会让我们从优雅的女士变成容易抱怨的怨妇。

潮热出汗、失眠、脾气暴躁……这些仿佛就是更年期的代表，只要有了这些症状就是更年期了，这话没错，但除了这些，还有很多我们看不到的改变，比如骨质流失增加，容易骨质疏松、骨折，心血管疾病明显增加，有时还有尿频、尿急，反复的阴道炎，经常会遇到一些人说年轻时没得过阴道炎，老了没月经了反而得了阴道炎了，这些都是雌激素缺乏惹的祸。

## 更年期和更年期综合征有区别吗？

更年期是一段时期，是指女性绝经前后这段时期，绝经包括自然绝经和人工绝经，对于自然绝经，大家容易理解，那什么是人工绝经呢？人工绝经主要是指我们女性的性腺——卵巢被手术切除或放射线照射所致的绝经。

这段时期多数人会出现因为激素波动或减少所致的一系列躯体及精神心理症状，这些症状就叫更年期综合征，这些症状在每个人身上表现可能都不同，轻重不一，人工绝经者更易发生更年期综合征，当然也有刚进入更年期就积极防治更年期综合征的。

## 更年期综合征需要治吗？

更年期是个时间段，但更年期综合征是种疾病，就像前面说的它不仅有一些外在的表现，还有一些内在看不到的对身体不利的变化。很多人错误地认为女人都会有更年期，更年期综合征也是自然现象，不需要管它，时间长了都会好的，其实，这是一个误区！

更年期综合征只是有个别症状不管它能变轻或消失，比如潮热出汗，但多数症状不处理是不会改善的，比如反复阴道炎、骨质疏松等。这些症状在合适的时间采用合适的治疗方法是可以防治的，积极的治疗可以延长寿命、提高生活质量，所以进入更年期的女性，如果有了相关的症状还是要尽早到医院就诊，远离更年期综合征！

# 更年期常见症状有哪些？

一提到更年期，人们的脑海中就会出现这样的场景：中年妇女，在寒冷的冬天，穿着单薄的衣物，挥动着扇子不停地擦汗；在家里做着家务的女人，怒目圆睁地对着上高中的孩子怒吼，母子一副势不两立的架势；以前开朗的她，突然变得忧郁起来，只要有些许煽情的情节出现，她的眼泪就会扑簌簌地掉下来；曾经在单位里生龙活虎的她，突然变得工作懈怠，精神懒散，做事丢三落四起来；在家人眼中一直温柔、善解人意的她，无缘无故变得脾气暴躁，经常因为一点小事就会和家人发生争吵，由于情绪激动已经多次被家人送到急诊救治。这些都包含了更年期的症状，那更年期都有哪些常见症状呢？

### 1. 月经周期的改变

我们知道，一个身体健康的正常女性的特点是有规律周期的月经，女性35岁之后卵巢功能就开始走下坡路，随着年龄的增长，卵巢中储备的卵细胞会逐渐减少，

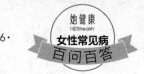

随之而来的就是月经周期的变化，最常见的早期表现是月经周期的缩短，表现为月经频发，许多这个年龄段的女性会抱怨，月经发生得太频繁，不到21天就要来一次月经，这种情况持续时间不等，平均2~3年。之后出现月经稀发，月经周期延长至35天以上，甚至半年，偶尔还伴随两次月经中间的不规则出血，这种情况会持续半年到1年。这之后，就开始出现长时间的闭经，很多女性在这个阶段才会感觉到自己要进入更年期了。

### 2. 不明缘由的疲劳感

经过一晚优质睡眠，早晨醒来依旧感觉身体沉重，倦意浓浓。

### 3. 潮热

表现为自发的面部潮红伴随身体出汗，汗后寒冷；潮热持续时间几秒钟到几分钟，症状轻微者只是觉得温温的热，症状严重者会大汗淋漓，潮热在不同人群出现的时间也不同，有的人在月经紊乱时便出现了潮热症状，伴随绝经出现日趋加重；有的人在绝经早期潮热并不明显，绝经几年后出现明显潮热；潮热平均持续4~5年，个别女性可以长达10余年。

### 4. 入睡困难和情绪紊乱

经常有更年期女性抱怨整晚无眠，晨起头昏脑胀，整天没精打采，易怒烦躁，到了睡觉的时间又开始担心睡不着，好不容易睡着了，又因为出汗醒来，很难再次入睡，一段时间后便处于崩溃的边缘。

### 5. 关节和后背酸痛

这也是更年期常见症状之一，多见于膝部、肘部、指间关节的胀痛，患者经常因为疼痛影响生活而到骨科、风湿免疫科就诊，多数情况下检查结果都是阴性的，实际上随着卵巢功能的减退，体内雌激素的产量减少，骨量的丢失也在迅速增加，引起骨关节的退变以及关节周围肌肉的萎缩，导致关节疼痛的发生。更为严重者会出现骨质疏松甚至骨折。

因此，当您在40岁之后出现月经紊乱、不明原因的疲劳、夜汗潮热、睡眠质量下降、腰酸腿痛等症状时，您应该尽快到医院去看看，也许您的更年期已经悄悄来临了。

# 进入更年期时常感到心慌、胸闷，一定是得了心脏病吗？

在一次"科普宣传周"上遇到一位王阿姨，她说今年她52岁，以往身体一直很好，没什么毛病，50岁绝经，同年退休，49岁那年得了心脏病，时常心慌、气短、胸闷、出汗，整天提不起精神来。去年，有一次因情绪波动还引发了"心绞痛"，几年来，多次奔波于市区各大医院的心血管科，做过多种检查和治疗，病情总是反反复复。我认真阅读了她的就诊资料，其中，心电图、动态心电图和心脏血管造影基本正常，血脂轻度升高，眼底检查正常，血压波动在160~120/100~70mmHg，便告诉她，这些检查结果不足以诊断为心脏病，建议她到更年期问题咨询处向李大夫咨询。一听说"更年期"，王阿姨委屈地说："我真有心脏病，我不是更年期！"后来，经李大夫耐心地解释与指导，她终于搞清了什么是更年期。

原来女性进入更年期，除了会出现精神、情绪的改变外，还可能出现一系列其他症状。于是，她主动去李大夫的更年期门诊就诊，李大夫根据她的具体情况，选择了合适的激素补充治疗方案，指导其建立健康的生活方式，均衡饮食，规律生活，保证充足的睡眠，适当体育锻炼，经常参加集体活动，保持年轻的心态等。经过一段时间的治疗与调节，原有的症状全部消失，血压恢复正常，精神状态明显改善。

如今的王阿姨每天快乐地生活着，她说自己是医学科普的最大受益者，要不是有医学科普知识指导，不知道还要在痛苦中煎熬多久呢，是医学科学知识改变了她今后的人生。

然而，在现实生活中还有许许多多个过去的王阿姨，她们由于缺乏医学常识，把"更年期"与歇斯底里、情绪暴躁划等号，殊不知女性进入更年期以后，由于卵巢功能衰退，体内雌激素水平波动下降，除了会发生情绪改变外，还有可能出现潮热、出汗、心悸、胸闷、周身疼痛等一系列的不适症状。

为此，建议女性进入更年期后，要定期体检。凡体检结果正常，既往无心脏病史而反复出现心悸、胸闷、心前区不适者，多由于神经内分泌功能失调所致，不妨到更年期门诊就诊，医生会给你有效的帮助。若在更年期未能及时采取相关保健措施，进入老年期后，心血管疾病的发生率将大幅度增加。因此，切莫因忌讳"更年期"一词而给自己戴上"心脏病患者"的帽子，错过更年期保健的有利时机哦！

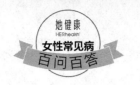

# 失眠是更年期的症状吗?

胡姐今年45岁了,是一名小学教师,平日里工作很辛苦,除了日常的语文教学工作外,她还担任着3年级一个班的班主任,要管理班里50多名学生的在校学习和生活。一向白天精力充沛、工作上进、晚上倒头就睡的她,近日睡眠出现了问题,常常入睡困难,躺下好久也睡不着,亦或睡着也常常做梦,半夜又特别易醒,醒后不易再入睡,甚至彻夜不眠,到了白天则常感疲惫,精力不够,干工作也力不从心。一段时间后,每到晚上要睡觉,她就担心自己睡不着,有时,因为前一天没睡好,白天没精神,为了增加睡眠时间特意早点休息,但往往适得其反,反而睡着得更晚。胡姐一向对自己的学生极有耐心,是出了名的好脾气老师,可近来却莫名其妙地心烦,总想发脾气,在学校尽力克制不发火,可回到家里对着老公、孩子就控制不住了,成了老公和孩子嘴里的"炮仗"。不仅如此,她有时还老觉得手脚心发烫、注意力不集中,记忆力也明显减退了,这个月连月经也推后了十几天才来,她一直困惑自己这是怎么了?

其实胡姐这是进入了更年期了,也就是绝经过渡期,这一时期,妇女的卵巢功能开始减退,雌激素分泌减少,由此出现了一系列功能失调的症状。临床常表现为月经紊乱、潮热汗出、心烦、头晕耳鸣、心悸失眠、精神紧张、记忆力减退,也可伴肥胖或消瘦、水肿、血管硬化、骨质疏松、关节疼痛等,其中失眠就是更年期最为突出的症状之一,也可能是这一时期最早出现的症状。

失眠常表现为入睡困难,多梦早醒或眠浅易醒,醒后难以入睡,甚者彻夜不眠,同时伴有紧张焦虑、头晕头重、心烦易怒、心悸、潮热汗出等症状。随着现代社会发展,女性地位不断提高,女性的社会压力不断加大,失眠更成为困扰更年期女性的一大难题。更年期失眠虽极少危及生命,但极大地影响着女性的心理健康、生理健康和生活质量。

那么,针对这种状况,有什么解决办法呢?

## 1. 保持轻松健康愉悦的心态最为重要

对于失眠的人来说,越是紧张焦虑越无法入睡,越是放松、没想要睡反而越容易入睡。有一个明显的例子,大家可能都碰到过,失眠的人常常是"躺着不睡,坐着睡",看电视看得就睡着了,东倒西歪,你看着难受,让她躺到床上舒舒服服地睡，她又睡不着了。失眠的人很难放松，要想做到真正的放松，就要正确认识身体的变化，了解更年期可能会出现的问题，尤其是失眠的问题，在出现问题时做到心中有数，不急不躁。更年期是女性从中年步入老年的一个过渡期。俗话说"贪财、怕死、不瞌睡"就是老年人的"三大特征"。衰老是不可抗拒的自然规律，失眠或睡眠减少，也是不可抗拒的自然规律。既然是自然规律，不能抗拒，就一定得接受。因此，一定要从思想上放松对睡眠的高要求，减轻心理压力，不能再因睡眠不好引发焦虑，进一步加重失眠，形成恶性循环。

在此，我们给大家介绍了三种可以缓解压力和紧张的方法。

（1）关注自己的呼吸：躺下后尝试关注自己的呼吸，一定要从思想深处放弃对睡眠的关注，不能心里想着我关注呼吸就是为了尽快入睡，那样就又起不到作用了。方法是先随着自己原有的呼吸节律，慢慢吸气，缓缓呼气，感受气息在身体内的流淌，感受呼吸时胸腔、腹腔的起伏；3~5分钟后，我们可以尝试使原有的呼吸变慢，深深地吸气、缓缓地呼气。这样专注于自己的呼吸，很容易使自己放松下来，在不知不觉中入睡。

（2）学会放下，拥抱当下：大多焦虑、紧张、压力，都源于我们要改变现实、要与现实抗争，我们要逐渐学会接受现实，与现实和平相处，进而享受现实、拥抱当下、享受当下，接受、享受当下的一切，包括当下的失眠，你也要坦然接受。放下一切，拥抱当下，心的宁静才是真正的放松。

（3）选择"静"的环境：卧室安静，光线宜暗，温、湿度适宜，保持凉爽通风，维持自觉舒服的温度，选择舒适、透气、吸汗的棉质睡衣，让一切变得舒适，也是一种"静"，有助于我们放松。

**2. 培养良好规律的生活方式**

（1）合理饮食：更年期女性应控制每日总热量，增加钙和优质蛋白的供应量，如牛奶、虾皮、豆类等含钙丰富的食品。晚餐不宜进食辛辣食物，不喝茶、咖啡等饮料，可适量增加一些有助于睡眠的食物，如酸枣仁、山药、豆浆、银耳、芝麻、蜂蜜、桑椹、大枣等。

（2）规律运动：找到自己喜欢、适合的运动方式，如散步、打太极拳、练五禽戏、八段锦、瑜伽等，每天坚持锻炼1~2小时，有助于睡眠。

（3）养成良好的睡眠习惯：尽可能定时就寝、定时起床，养成规律的睡眠形态；不要在床上看电视、报纸、小说，勿躺在床上思考问题；睡前可静坐、听音乐；午休时间勿太长，应少于1小时。

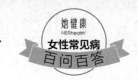

### 3. 其他促进睡眠的辅助疗法

（1）温水泡脚：睡前用 45~50℃温水泡脚，时间不超过30分钟。中医认为脚上有很多可以宁心安神的穴位，可以帮助睡眠。

（2）药枕疗法：选用药体轻柔、辛香走窜的药物，如杭白菊、薄荷、合欢花、夜交藤、红花、肉桂、当归、艾蒿、茉莉花、灯心草等，将其碎为粗屑，拌匀做成枕芯，人颈部温度可使药枕的药物有效成分缓慢地散发出来，通过口鼻和皮肤对药物的吸收，达到安神入眠的目的。

（3）按摩疗法：睡前对头部进行按摩，直至微微发热，有助于睡眠。

对于症状特别严重的，需要找专科医生进行治疗，更年期失眠可以采用雌激素替代治疗，也可以用睡眠诱导剂、神经营养剂、镇静安眠剂、内源性促眠物质等药物治疗。

更年期失眠，既是一个生理变化引发的问题，也是一种心理问题。建立良好的生活方式，正确认识睡眠随着年龄增长而变化的自然规律，有效改善和消除更年期妇女对失眠的焦虑、恐惧心理，放松心情，才能顺利度过更年期，改善睡眠状态，提高生活质量。

# 更年期总来月经怎么办？

兰女士今年52岁，近两年出现了月经紊乱，刚开始月经量增多，来一次月经常常8~10天，甚至半个月才能干净，自己觉得是更年期月经不调了，好姐妹们也都说"更年期都这样，乱几年就绝经了，没事的"，所以她就没当回事。这样一晃过了两三年，月经紊乱越发严重了。这不，兰女士近期出血多几天少几天，就是不干净，仔细一算，这血出了有两个多月了，整天不是用卫生巾，就是用护垫，很是烦心，这才下决心去医院看看。妇产科大夫接诊了兰女士，又是验血、又是B超，结果回来后，高大夫一本正经地跟兰女士讲："你目前出血的原因还不清楚，我高度怀疑是子宫内膜病变，需要进行宫腔镜检查。另外因为长时间出血，还引起了失血性贫血，目前血红蛋白89g/L，需要抗贫血治疗。"兰女士一听就蒙了，什么"子宫内膜病变"？什么"抗贫血治疗"？这到底是怎么回事？不就闹个更年期嘛，怎么会这么严重啊？！

## 更年期总来月经不可大意

高大夫为兰女士进行了详细的讲解，兰女士这才了解到，原来更年期女性卵巢功能衰退了，不能像二三十岁的女性那样，每月都会有卵泡发育成熟排卵了。但没绝经，就还有卵泡在长，只是长不成熟也不排卵。真要没有卵泡生长了，就真绝经了。有卵泡长，体内就有雌激素，子宫内膜就跟着长，可以长很厚，脱落时引起月经量多，甚至大出血；不排卵，体内就缺了孕激素，孕激素可以保护内膜，不让它长太厚。体内没有孕激素保护，只有雌激素让内膜不停地长，这个过程中，内膜就容易发生问题，发展成癌前病变（子宫内膜非典型增生），甚至进一步发展成子宫膜癌。子宫内膜癌前病变和子宫内膜癌就都叫"子宫内膜病变"。近两年，兰女士的月经就是这种不排卵的月经，目前，雌激素已经造成子宫内膜增厚，达到24mm，且厚薄不均匀，因此高大夫高度怀疑兰女士为"子宫内膜病变"，需要通过宫腔镜检查看看内膜变化，并取内膜组织进行病理检查，在显微镜下判断到底有没有癌变。因为长期流血，造成体内血液丢失，人体无法补充上丢失的血液，这样就形成了失血性贫血。血液担负着给全身的组织器官输送氧气的作用，严重的贫血可造成全身缺氧，影响到重要器官的功能，甚至危及生命。

听了高大夫的介绍，兰女士认识到了问题的严重性，积极配合大夫纠正贫血，进行宫腔镜检查，又取活检进行诊断性刮宫，最终病检报告："子宫内膜重度非典型增生"。大夫说这就是子宫内膜癌癌前病变，最终做了子宫切除术。术后检查结果一样。术后高大夫跟兰女士说："还好发现及时，手术后应该就没事了。真要成了子宫内膜癌就麻烦了。但你要在月经刚乱时及早就诊，我们就可以给你进行孕激素周期治疗，既可以控制出血，不会形成贫血，又能预防癌变，最终可以安全过渡到绝经，是完全可以避免这次手术的。"兰女士听了既庆幸也有点遗憾，心想自己要是早点了解些这方面的知识就好了。

通过这件事，兰女士对更年期健康知识特别留意，通过不断学习她还了解到：更年期女性不仅常见月经紊乱引发阴道出血，此时也是各种良恶性肿瘤的好发年龄，因此，子宫肌瘤、子宫腺肌瘤（子宫腺肌病）、宫颈癌、子宫内膜癌、卵巢癌也会引起出血。她还常常劝导同龄姐妹："更年期出血不可大意，一定要到医院找大夫进行诊治啊！"

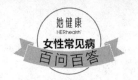

#### 更年期总来月经应进行哪些检查?

（1）妇科检查。

（2）妇科B超。

（3）妇科内分泌测定。

（4）血常规检查。

（5）激素水平测定。

（6）诊断性刮宫。

# 更年期还要避孕吗?

更年期妇女由于卵巢功能逐渐减退，出现月经周期紊乱，但在月经完全停止之前，卵巢仍然会排卵，即有怀孕的可能，因此不能放松警惕。目前随着人们生活水平的提高，绝经年龄大大推迟，甚至直到55~56岁仍有月经，在此阶段还应坚持避孕，并应选择对内分泌功能无影响的避孕方法。

1. 更年期可采用的避孕方法

（1）男用避孕套：如果阴道干燥，可在避孕套上涂避孕药膏，既加强避孕效果又能润滑阴道，用避孕套还可以延长性交时间、推迟射精。

（2）避孕栓：在体温条件下可以溶化，更年期使用可以避孕又能润滑。

（3）宫内节育器：本来已经放入的宫内节育器，在更年期出现月经紊乱时不要急于取出，待绝经半年到一年时取出最好。更年期不要重新放置宫内节育器，因放置后早期出血可能会掩盖了子宫疾病的及时发现。

2. 不宜使用的避孕方法

（1）安全期避孕。

（2）避孕药膜。

（3）避孕药类。

# 更年期女性该如何保养？

女性40~60岁被定为更年期，不管更年期有没有到来，女人40岁开始就要注重保养。更年期之所以会出现不适，是因为卵巢出现萎缩衰退。及早开始更年期保健能防止卵巢的过早衰退，预防或消除更年期症状，减少未来老年疾病的发生。如果任其发展，则更年期的不适症状会加重，还会产生很多并发症，如代谢疾病、骨质疏松症等，而生理影响心理，会造成情绪的波动。所以，女士们别把一切归结于"年纪大了"，而应该好好经营生活，以减轻不适。

### 1. 合理调整营养

更年期时，体内新陈代谢的需求下降，饮食要做到低热量、低脂肪、低盐、低糖。同时一日三餐要定时，减少吃零食。适当补充钙，因为更年期时雌激素减少，可导致胃肠道对钙的吸收减少。建议吃含钙量高的牛奶，如果对牛奶过敏，可以补充钙剂。另外，饮食上还要补充抗氧化剂，如维生素C、维生素E等，这对防衰老有好处。

### 2. 多进行户外活动

女性更年期保健养生随着年龄及身体的状况不同，应选择适当的运动，如慢跑、散步、太极拳、健康操等，并持之以恒。适当的运动不仅可以促进血液循环、增加新陈代谢、降低骨质疏松症的发生，还可以消除忧郁的心情，使身心愉悦。

### 3. 保证充足睡眠

最好有6~8小时的睡眠，且在晚上10点钟开始进入睡眠状态。研究表明，晚上10点到凌晨2点，是新陈代谢比较活跃的时候，错过这个睡眠时段不利于保持青春和活力。

### 4. 保持心理平衡

更年期的女性心理比较脆弱，但每个女性都要经历这个特殊时期，一定要客观地正视这个现实，还要注意调整好人际关系。做好女性更年期保健养生，首先就要注意保持良好的情绪，积极投入到生活和工作当中去。良好的情绪，可以提高大脑皮层和神经系统的兴奋性，充分发挥身体潜能，使人精神饱满、精力充沛、食欲增强、睡眠安稳、生活充满活力。这对提高机体抗病能力、促进健康、适应女性更年

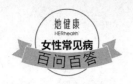
期的变化大有裨益。

### 5. 预防外生殖器感染

更年期泌尿生殖道处于萎缩状态，抗感染能力弱，所以更要注意保持外生殖器的清洁，预防泌尿道的感染和阴道炎的发生。如果出现了生殖系统方面的不适，要及时就医。

### 6. 重视绝经前的月经失调和绝经后的阴道流血

出现这类情况，应及时到医院检查，排除器质性病变。更年期后，许多疾病的发生率均会增加，而定期健康检查，可以及早发现、及早治疗。例如每月一次的自我乳房检查、每年定期的子宫抹片检查，都可以及早诊断乳腺癌或子宫颈癌，以提高治愈的机会。

### 7. 要注意避孕

停经12个月以上，是明确绝经的标准，这种情况下才可以不避孕。如果没有明确绝经，可能会偶尔出现卵巢排卵，就有可能受孕，不仅会增加做人流的危险，还可能会引发其他一些疾病，如葡萄胎。

### 8. 多做收缩提肛肌的锻炼

更年期女性雌激素减少，体内支撑组织比较松弛，容易出现子宫脱垂、尿失禁等情况。做提肛肌的锻炼对这种情况有一定效果，可以每天做3次提肛练习，每次15分钟。

### 9. 可吃点中药

很多更年期女性会出现肾阴虚的症状，如腰膝酸软、口干、便秘等，可以吃点知柏地黄丸；如果有肾阳虚的症状，如怕冷、人懒散、大便稀薄等，可以吃点右归丸。平时可以泡点枸杞子当茶喝，汤里放点黄芪、人参等，多吃点山药，对身体都有好处。

### 10. 绝经期症状严重要接受治疗

如果绝经期症状严重，如潮热、出汗严重，脾气很暴躁，生殖道萎缩严重，经常出现尿路感染，有骨质疏松的表现等，可以考虑激素替代疗法。但须在医生严密监护和随访下进行，否则有引起其他疾病的危险。

### 11. 要节制性生活

对于更年期女性来说，需要节制性生活，否则容易导致肾虚，甚至引起妇科疾病。一般建议更年期女性每周性生活不超过两次。

以上就是女性更年期保健养生的11个建议，如能坚持做到，就能在很大程度上缓解更年期症状，从而顺利度过这一时期。

# 更年期怎样进行体重管理？

从总体范围来看，女性绝经后往往会伴随体重的增加，研究显示：绝经后女性脂肪呈中心化的分布，也就是说增长的脂肪主要是堆积在腹部和内脏。这些脂肪对人体的危害并不只是改变了曼妙身材那么简单，而是会通过改变血液中胰岛素、胆固醇、脂蛋白等指标，广泛地作用于全身，会增加冠心病、血管弥漫性粥样硬化、心肌梗死、糖尿病等病的发生概率。此外，当身体中心区域的体重增加，我们盆腔底部的肌肉就需要承担更重的负担，您或许见过老化的弹簧，在长期的外力作用下，弹簧会变得松弛，身体中的肌肉也是如此，更多的重量加载到盆腔底部的肌肉和韧带之上，久而久之这些"老弹簧"也会变得松弛，有些人就会出现盆腔里的器官从身体的自然腔道脱出，出现子宫脱垂、直肠膨出、膀胱膨出等疾病。

## 更年期该如何评价体重？

先介绍几种常用的评价体重的指标。

### 1. 理想体重

对于女性而言，理想体重（kg）=［身高（cm）–100］×0.85。如果一个女性身高160cm，那么她的理想体重就是（160–100）×0.85=51kg，但这位女性实际的体重是63kg，那么是否正常呢？科学家依据现实体重和理想体重的比值，进行了体重评价（表6）。

表6    中老年女性体重评价

| 现实体重/理想体重（％） | 体重评价 |
| --- | --- |
| <80% | 消瘦 |
| 80%~90% | 偏轻 |
| 90%~110% | 正常 |
| 110%~120% | 超重 |
| >120% | 肥胖 |

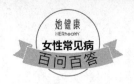
在我们所举的例子中，现实体重/理想体重=63/51=123.5%，查阅体重评价表，属于肥胖，这就需要敲响健康警钟啦！

### 2. 体质指数

体质指数（BMI）=体重（kg）÷［身高（m）］²，这个数值因人种不同而评价体系不同，在此我们引用中国标准（表7）。

表7　体质指数评定标准（中国标准）

| 体质指数（BMI） | 等级 |
|---|---|
| ＜18.4 | 体重过低 |
| 18.5~23.9 | 正常 |
| 24.0~27.9 | 超重 |
| ≥28 | 肥胖 |

依然是以上面那位女性为例，身高160cm，实际体重是63kg，体质指数（BMI）=$63 \div 1.6^2$=24.6，在体质指数的评价标准中属于超重的范围。

由此可见，不同的评价标准，对于同一个个体而言可能会得出不同的结果。

### 更年期需要多少能量合适?

不论我们是在劳动或者休息，为了维持身体的运转，都需要营养素不断地通过代谢产生能量供身体使用，但是不同体重、从事不同工作的人，所需要的能量不尽相同，那么如何计算一个人每天大致需要多少能量呢？

下面以中年女性每日所需能量为例看一下（表8）。

表8　中年女性每千克理想体重每日能量需要

| | 轻体力劳动<br>（如办公室人员） | 中等体力劳动<br>（如老师、护士） | 重体力劳动<br>（如舞蹈演员） |
|---|---|---|---|
| 体重正常 | 30kcal | 35kcal | 40kcal |
| 超重/肥胖 | 20~25kcal | 25~30kcal | 30~35kcal |
| 偏轻/消瘦 | 35kcal | 40kcal | 45kcal |

依据体重状况、活动强度，对应相对的单位能量值，再乘以理想体重，就是每天需要的总能量。如上述的女性，计算她的理想体重是51kg，现实体重/理想体重=63/51=123.5%，属于肥胖，依据上述表，假定她的工作是办公室人员，属于轻体力劳动人群，其每日每千克理想体重需20~25kcal，经过计算，她每天需要的能量是1020~1275kcal。随着年龄的进展，年龄＞60岁后，每增加10岁，总能量减少10%，即：

　　60~70岁，总能量较中年女性减少10%。

　　70~80岁，总能量较中年女性减少20%。

　　80~90岁，总能量较中年女性减少30%，依次类推。

## 更年期都需要什么样的营养？

### 1. 食物多样、谷类为主

　　任何一种天然食物都不能提供人体所需的全部营养素，平衡膳食必须是由多种食物组成，才能满足女性各种营养需求，达到合理营养，因此提倡广泛食用多种食物，每日食物应至少包括如下5大类。

　　（1）谷类、薯类：米、面、玉米、红薯等，是人体能量来源。

　　（2）蔬菜、水果类：富含维生素、膳食纤维、矿物质。

　　（3）动物性食物：肉、蛋、鱼、奶，富含蛋白质、脂肪、矿物质。

　　（4）大豆及其制品：豆腐、豆干等，富含蛋白质、无机盐。

　　（5）能量食物：食糖、油脂、坚果，提供能量和脂肪酸。

　　谷类食物是中国膳食的主体，克服了发达国家以高能量食物为主体的饮食弊端，在生活中应注意粗细搭配，常吃粗粮，不要过分精细。

### 2. 多吃蔬菜、水果

　　蔬菜中含有丰富的维生素、膳食纤维、矿物质，对于保护女性心血管健康及预防某些癌症有一定益处。

### 3. 每天吃奶类、豆类

　　因为我国中老年女性膳食中钙含量普遍偏低，只达到推荐量的一半左右，因此多摄入奶类可以补充钙质，减少骨质丢失，降低骨质发生。豆类中富含大量植物蛋白，为防止肉类食物中脂肪等含量较高带来的不利影响，因此提倡多吃豆类。

### 4. 常吃适量鱼、禽、蛋、瘦肉，不吃肥肉、荤油

　　鱼、禽、蛋、瘦肉是优质蛋白的来源，且其中氨基酸组成更适合人体需要，可

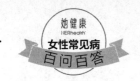
以补充植物蛋白中赖氨酸不足的缺陷，此外肉类中血红蛋白性铁含量较植物中非血色素性铁更易于吸收。肥肉、荤油中能量较高，摄入较多会引起肥胖和心血管系统疾病。

### 5. 清淡、少盐饮食

国内的统计数据显示，我国居民食盐摄入普遍过多，北方地区居民每人每天摄入食盐12~15g，是营养指南中推荐量的2倍以上。食用盐的摄入量越多，则高血压的发病率越高，因此减少食盐摄入有助于血压控制。需要注意的是：做菜所加的盐只占一天摄入量的1/2，另外的部分来自于天然食物、酱油、咸菜等。

### 6. 若饮酒，当限量

学术界普遍认同的观点是"酒精对女性健康弊多利少"，但是也有研究表明更年期女性摄入红葡萄酒可保护心血管系统健康，但是现在对此结论仍有争议，因此在此不做推荐。

### 7. 保证饮水

满足每日足量饮水对于防治心脑血管疾病多有益处，最好形成定时喝水的习惯。除非患有慢性肾功能衰竭或者心功能不全，一般建议保证充足水量摄入。

## 更年期肥胖症如何进行营养干预？

肥胖症营养治疗的核心原则就是让减肥者能量代谢处于"负平衡"，即一方面降低能量摄入，另一方面增加能量消耗。也就是俗称的"管住嘴、迈开腿"。在这个"管住嘴"的过程中，应保证蛋白、必需脂肪酸、矿物质、维生素、膳食纤维等营养素的合理摄入及适宜比例，保持均衡的膳食，并且纠正不良饮食习惯。减肥膳食目前国际上主要有3种。

（1）节能膳食：每日的总能量控制在1200~1600kcal，适合轻、中度肥胖。

（2）低能量膳食：每日的总能量控制在600~1200kcal，适合轻、中度肥胖。

（3）极低能量膳食：每日的总能量小于600kcal，适用于中度肥胖者。

美国《肥胖治疗指南》建议：肥胖者以每周减重0.25~0.5kg为宜（每月减重1~2kg）。之所以设立这样的目标，是因为1kg人体脂肪含有7000kcal能量，每日减少能量摄入250~500kcal，持续约半个月才可以消耗完。

膳食减肥过程中，三大营养素分配比例至关重要，对于肥胖者来说，蛋白质总能量的25%、脂肪占总能量的15%~20%、糖类物质占总能量的55%。较正常人而言，提高了蛋白质所占的比例，降低了脂肪所占的比例。这也就要求减肥者在膳食过程中"算计着吃"。

减重过程中，需要不断调整能量摄入：当机体适应目前的低能量摄入后，基础消耗量也会相应减低，往往在减重开始的1~2个月，会出现体重停滞不前的适应性现象。此时需要坚持运动进一步使体重下降，还需要在此调整能量摄入，减少每日能量摄入，直至体重降至正常目标，而后维持该能量摄入并长期维持。

### 更年期骨质疏松如何进行营养干预？

妇女从更年期开始，由于雌激素水平降低，骨质吸收速度大于骨质形成速度，使骨质丢失而出现骨质疏松。骨质疏松可导致腰酸背痛、四肢疼痛、关节痛、驼背，严重时可导致骨折。除了激素补充治疗以外，钙剂和维生素D的补充尤为关键。按照我国骨质疏松防治指南的建议，成人每日钙摄入推荐量为800mg（元素钙量），绝经后女性每日推荐摄入量为1000mg。补充钙有两种方式，一是食物补充，二是钙剂补充。

各种钙剂的吸收率差异不大，差不多都在30%左右，其中以添加柠檬酸钙吸收率最好。为了促进钙剂的吸收，建议增加维生素D的使用，以达最好的补钙效果。补钙过程中应按照医生的指导或药剂师的指导服用，若长期大剂量服用可导致结石、高钙血症等并发症，严重时会危及生命。

# 更年期妇女如何运动更健康？

更年期女性运动的最佳时机是40岁左右开始进行。

### 更年期运动有什么益处？

（1）有利于人体骨骼肌肉的生长、保持健美。

（2）可以增强心肺功能，改善血液循环。

（3）增强肠蠕动，减少便秘。

（4）降低这个年龄高血压、糖尿病的危险。

（5）刺激关节囊液生成，减少关节损伤。

（6）增强骨盆肌能力，改善盆腔充血。

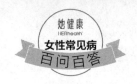

（7）由于女性进入更年期后情绪不稳定，运动可以调节紧张情绪，改善生理、心理状态，放松心情，促进睡眠。

随着越来越多女性对健康的关注，运动已然成为全民话题，更年期女性运动的首要原则就是持之以恒，要保持每周3~5天，每次30分钟为宜，不少于10分钟，这样才能收到良好的效果。

## 更年期运动中要注意什么？

### 1. 定时

固定的时间，人体有记忆行为模式的能力，当你定好某一个时间去运动，人体会对此形成记忆，当身体一旦形成"记忆"，身体就会沿着"记忆"去调节人体的功能。

### 2. 定量

运动量相对固定，比如说每天走3km或走30分钟，一旦定下来，就按照这个距离或这个时间去走，这样给我们身体带来的健身效应才会准确。

### 3. 固定强度

有些人今天是溜达散步，明天有劲了我就去快走，这样的方式健身效果不会太好。如果平时几乎不运动，那么刚开始进行运动时要采取循序渐进的方式，用至少4周时间逐渐增加运动量，每周增加5~10分钟。例如第一周可以先每次运动20分钟，第二周延长到25分钟，第三周30分钟……有一些人平时没有时间运动，采取周末1~2天大强度长时间运动的方式，这种不规律运动会增加肌肉和骨骼的损伤风险以及心血管的意外风险。每周运动超过5天并且强度较大时，对身体健康的改善也不会增加，反而发生肌肉和骨骼损伤的可能性会增加，所以每天的运动量推荐是30分钟，单次运动少于10分钟基本上达不到锻炼的效果。

运动时间可以根据运动强度来调整，如果你选择的是比较大强度的运动，运动的时间可以稍微减少。一般运动适合在早晨或傍晚4~6点或晚饭后1小时进行，切记刚吃过饭不宜马上运动，应先休息1~2小时，运动后1小时再睡觉。

在更年期女性运动强度上有个衡量标准：运动时仍然能够正常交谈。在临床上会用运动中心率评定运动效果，即靶心率——获得良好运动效果并确保安全的心率，靶心率的计算为170-年龄。在运动前要对自己的身体状况有一个了解，可以通过每年定期的体检，排除运动禁忌证。如运动中出现疲劳、心悸、头痛、腹痛、出虚汗等应立即停止运动，并前往医院就诊，运动中注意身体反应，不要过分透支体力！

## 什么样的运动适合更年期女性？

**1. 瑜伽**

瑜伽动作能够调节生理平衡，还可以减压，促进新陈代谢和血液循环，保持良好的身材，但需要专人指导。

**2. 健步走**

比如摆臂走、呼吸走、扭着走等，是一项有效的心肺练习运动，比较普通的行走，心率提高，大脑获氧量也增加，手脚并用可锻炼四肢协调，促进脑细胞新生。

**3. 游泳**

全身运动，不仅可以增强心肌和肺部功能，更能塑造漂亮曲线，且对骨骼和关节的损伤较小。

**4. 快速搓手**

改善心肺循环，每分钟150~180次，每次1分钟。

**5. 经络拍打**

不受时间限制，可激活经络、疏通气血、消除疲劳、解痉镇痛、提高免疫力、改善更年期症状。

**6. 凯格尔运动**

盆底肌肉的自我训练（做缩紧肛门、阴道的动作，腹肌不能用力，大腿内侧肌肉不能用力），有利于性生活和谐、预防盆底脱垂。

每次收紧1秒，放松2秒，连续做10分钟；再每次收紧5秒，放松5秒，连续做10分钟。每日进行2次，6~8周一个疗程，4~6周有改善，3个月效果明显。

## 如何使更年期女性有青春期的魅力？

一向"青春焕发、风度翩翩"的陈女士满面忧愁地来到了我的诊室，百思不解地问了许多个为什么？医生：自从送走女儿上大学后的几年内，同样的饮食起

居，体重为什么增加这么多？体型变得臃肿了，再照照镜子：头发白了，面部及眼角的皱纹多了，昔日白里透红的脸蛋变得暗淡无光了，几年不见的同事差点都认不出我了？还有一件特别烦人的事：就是夜里睡不好，上班无精打采，爱发脾气，与同事、家人关系处理不好……这是为什么？为什么？是得了什么病吗？有什么办法使我还像过去（青春期）那样"魅力动人"吗？

## 陈女士这些说不出的难受，都是雌激素减少惹的祸

大家是不是很奇怪，单单一个雌激素能引起如此多的症状吗？是的，女人离不开雌激素，女人的各个器官都与雌激素息息相关，完美的女人一生都要有雌激素。雌激素对女性的神经精神状态、皮肤骨骼系统、泌尿生殖系统、心血管系统等都是有作用的，我们讲雌激素塑造了女性的青春期，使她们"年轻漂亮、青春焕发、魅力四射"，然而雌激素的减少引发了难受的更年期，由于卵巢功能减退使雌激素分泌减少，将出现烦躁易怒、出汗潮热、皮肤松弛、体重增加、阴道干涩、骨关节疼痛等，陈女士说的这些"为什么"？都是雌激素减少惹的祸。

是不是到了更年期，我们就让自己这样不健康地"老去"呢？当然不是，现在提倡女性"全生命周期健康"，怎样使更年期女性在卵巢功能衰退的情况下还能像青春期那样"魅力动人"呢？

如果将青春期比作女性的"春天"，那么更年期就是女人的"秋天"，更年期是人的一生当中不平凡的一段旅程，既是收获的季节，也是一个变化的季节，所以得特别重视。

女性在50岁左右，卵巢功能逐步衰退，雌激素水平日益下降，将引发更年期综合征。当症状影响到生活质量时，应予以治疗。

## 什么时间开始进行激素治疗？

对于没有禁忌证的更年期女性而言，合理应用激素补充治疗是目前治疗更年期综合征最有效的手段。目前，欧美等发达国家采用的激素补充疗法已非常流行，不仅可以缓解更年期相关临床症状，更可以降低远期相关疾病的风险，达到提高生活质量和延长寿命的目的。然而，我国目前大约有1.6亿更年期女性，其中1.2亿人正忍受着各种更年期不适症状带来的烦恼，仅有不足2%的更年期女性寻求了专业医生的帮助。

医学上认为，从开始出现更年期症状（如月经改变、潮热出汗、心悸、失眠

等），到绝经后10年内（一般60岁以下），是接受激素补充的最佳时间，被称作激素补充治疗"时间窗"。通过合理的激素补充，能有效缓解更年期症状，预防绝经后骨质疏松、心血管疾病和糖尿病，且对皮肤、关节和骨骼等都有益处，可延缓衰老，提高生活质量。

### 更年期女性如何调整生活方式？

健康的生活方式是人们的共同追求，由于更年期女性内分泌失调而引起一系列不适改变，体型也随之发生变化，许多疾病的发生率也会增加，因此，更年期女性应特别注重生活方式的调整。

首先在饮食上要合理。一定要控制饮食，特别是要控制高脂、高糖、高盐的摄入；要经常食用高钙食品，钙供给量每天不少于1000mg，既可维持神经、肌肉的兴奋性，又可降低骨折的发生率，同时饮食中注意优质蛋白与膳食纤维的补充，如每周食用2~3次鱼，每天一杯牛奶或豆浆、一个鸡蛋、一斤蔬菜，五谷杂粮经常吃，以保持大便通畅。

其次就是运动，随着年龄的增加，人体基础代谢率逐年下降，容易出现老年肥胖，通过运动，可以增加能量消耗，控制体重，增强心肺功能，预防代谢综合征的发生，同时有许多研究表明，中等强度的运动可有效刺激雌激素的分泌，缓解更年期症状，预防更年期慢性病发生。如快走、打太极，做瑜伽、跳广场舞等均是很好的运动方式（注意运动强度参考指标为运动的最大心率=170-实际年龄）。同时要讲究起居合理、睡眠充足，保证每年一次的定期健康检查，使疾病得到早发现、早治疗，以提高治愈的机会。

# 更年期一定要补激素吗？

激素治疗只是更年期治疗整体策略的一部分，总体策略还包括饮食、锻炼、保持健康、戒烟、限制酒精摄入等生活方式方面。

更年期综合征只有在以下3种情况才建议补充激素。

（1）绝经相关症状：月经紊乱，潮热，多汗，睡眠障碍，疲倦，情绪障碍如易激动、烦躁、焦虑、紧张或情绪低落等。

（2）泌尿生殖系统萎缩引起的一系列症状：如尿急、尿频（不少人误以为尿路

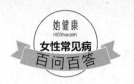
感染）、尿失禁（轻度有效）、性交疼痛、性交困难，萎缩性阴道炎等。

（3）低骨量及骨质疏松症：包括有骨质疏松症的危险因素及绝经后骨质疏松症。

但激素补充治疗并不是每个人想用都可以用的，有以下这些情况的人是绝对不能用的：已知或可疑妊娠；原因不明的阴道出血；已知或可疑患有乳腺癌；已知或可疑患有性激素依赖性恶性肿瘤；患有活动性静脉或动脉血栓栓塞性疾病（最近6个月内）；严重的肝肾功能障碍；卟啉病、耳硬化症；已知患有脑膜瘤（禁用孕激素）。

此外，有以下这些情况的人需要根据医生意见使用，并加强监测随访：子宫肌瘤、子宫内膜异位症、子宫内膜增生史、有血栓形成倾向、胆囊疾病、癫痫、偏头痛、哮喘、高催乳素血症、尚未控制的糖尿病及严重的高血压、系统性红斑狼疮、乳腺良性疾病、有乳腺癌家族史。

了解了何时、哪种人群可以应用激素补充治疗，哪些人群不能应用激素补充治疗后，进入更年期的女性朋友们可以看看自己适合激素补充吗？当然大家不要忽视更年期治疗的其他策略。

## 更年期激素补充治疗后一定会有月经吗？

在绝经的过程中，雌二醇水平显著下降，当其浓度低于100pmol/L以下时，不足以刺激子宫内膜的增生，月经就此停止。此时，子宫、卵巢和乳腺体积也逐渐变小，外阴和阴道逐渐退化，全身功能开始进入老年状态。绝经是卵巢功能低下的表现，也是最直观的证据，所以许多女性非常重视月经的有无，但她们又非常担心这个用药后的"月经"不安全。到底应如何看待？

月经是在卵巢功能正常，即周期性有规律排卵的基础上形成的。没有排卵而出现的阴道流血，我们只能称其为"功能失调性异常子宫出血"，而不是月经。

更年期激素补充治疗出现的阴道流血会引起有些女性的恐慌。其实，绝经早期少量的激素补充后，来月经是正常现象。绝经早期，卵巢内还有残留的卵泡，子宫内膜对雌激素还有反应，所以，用激素补充治疗后会出现阴道流血。有时还可能诱发一次排卵，所以要做好避孕。

有些绝经晚期的女性用药后未见"月经"来潮，似乎有点失望。从医学角度说，增大激素量来月经是有可能的，但是，机体只需要那么一点点的量，就可以改善症状、预防老年性疾病，而且激素补充的原则是：在窗口期，采用最低有效剂量即可。如果增大剂量，利弊评估，可能风险增加，我们追求的是安全性和有效性的结合。

有人会担心，是不是只要一直进行激素补充治疗，月经就一直会有？不是的，绝经晚期，卵泡耗尽，子宫内膜萎缩严重，即使用少量的激素，也无法刺激子宫内膜增生，自然不会出现月经，也没有必要一定要来月经。不论怎样，医生会根据个人的意愿和想要达到的目的，采用个体化的治疗方案。

## 雌激素很可怕吗？

一位40多岁的阿姨，因月经问题来就诊了，典型的更年期出血，我便开始跟她谈更年期激素替代治疗，她满心疑惑："大家都说激素用多了不好，长期用，这怎么行？"

"激素"这个词，俨然成了大家心中的老虎，谈之色变，遇之绕行。

确有一种激素大夫也用之谨慎，非必要时不予应用，就是孩子发烧时用的退烧针，打一针孩子烧就退了。但有很多家长却常常因受不了孩子遭受发烧之痛苦，要求大夫："实在不行，来个退烧针吧！"这种退烧针叫"地塞米松"，是属于糖皮质激素，长期大量应用的确会引起一些不良反应，如下。

（1）皮质功能亢进综合征，表现有满月脸、水牛背、高血压、多毛、糖尿、皮肤变薄等。

（2）诱发或加重感染。

（3）诱发或加重溃疡病。

（4）诱发高血压和动脉硬化。

（5）骨质疏松、肌肉萎缩、伤口愈合延缓。

（6）诱发精神病和癫痫。

（7）抑制儿童生长发育。

（8）导致股骨头坏死。

（9）其他：负氮平衡，食欲增加，低血钙，高血糖倾向，消化性溃疡，欣快

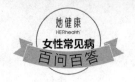

现象。

这些不良反应，拿出来哪一条，都会令我们头皮发麻。很多人也因此听到"激素"两字，便想远离它。

但是，雌激素不是糖皮质激素，它有很重要的作用：①对抗绝经后骨质疏松；②降低心血管疾病发病率；③延缓妇科泌尿系统萎缩；④使皮肤、软骨及结缔组织保持年轻状态。

基于此，我们便开始了绝经激素治疗，就是当卵巢不干活了，产生不了雌、孕激素了，通过人工补充，就可以保护我们的身体处于年轻状态。至于雌、孕激素该怎么补充，就要听大夫的指导了。